1

MOR NATURS HELSENDE KRAFT

Yogacharya Shri Anmol Yadav

Innholdsfortegnelse

Forord

Kjære lesere

Denne boken er min egen historie. Jeg har lært mye av mine livserfaringer. Erfaringsområdene er riktig mat, ayurveda, naturmedisin, spiritualitet og guddommelig kunnskap. Uansett hvilken kunnskap jeg har fått i dag, er kilden til den min sykdom på to år. Hvis jeg ikke hadde lidd disse to årene, ville jeg ha forblitt uberørt av denne kunnskapen. Før 2018 var jeg helt frisk. Led av sykdommer fra april 2018 til januar 2020. Jeg er helt frisk fra februar 2020 til i dag august 2022. Fra februar 2020 til i dag, ved Guds nåde, har jeg ikke spist en eneste medisinpille. Jeg har full tro på at uansett hvor mange år jeg lever, vil jeg aldri bli syk for det året. Dette er bare mulig gjennom kunnskap. Jeg skal bare dele denne kunnskapen med dere alle. Så bli med meg på denne reisen der jeg skal fortelle deg hvordan jeg ble syk. I to år visste jeg ikke hvor mange medisiner jeg tok og besøkte utallige leger. Fra februar 2020 begynte jeg å gjøre endringer i kostholdet mitt, for det meste naturlig mat, som gjorde slutt på alle sykdommene mine. Dette er ikke et mirakel, men en komplett vitenskap. Kunnskapen du vil få etter å ha lest denne boken er hovedsakelig som følger. Hvordan gass dannes i kroppen og hva man skal gjøre for at det ikke skal dannes gass i kroppen i det hele tatt. Hvorfor dannes surhet? Dens fullstendige kur gjennom mat. Hva som forårsaker forstoppelse og dens behandling. 90% av verdens sykdommer oppstår på grunn av disse tre årsakene, hvis du kurerer dem, så vil resten av sykdommene bli kurert automatisk. Jeg har delt denne boken i tre deler. Den første delen er min livshistorie. I denne delen finner du detaljer om både sykdommen og behandlingen av den. Den andre delen er av Ayurveda der vi har definert Ayurveda på et enkelt språk. Den tredje delen er av Spiritualitet og Bhagavad Gita som du vil være i stand til å kurere din subtile kropp, dvs. sinn. Etter å ha fått kunnskapen om Gud, vil du kunne kjenne den rette måten å leve livet på.

Kapittel 1 - Under sykdommen

Ubalanse av tarmmikrober

Dette er fra januar 2018. Jeg har tannverk. Jeg går til et sivilt sykehus. Legen gir meg noen medisiner, inkludert et antibiotika. Min tannpine er kurert ved å ta disse medisinene. Det er et problem med antibiotika. Dette skaper ubalanse i tarmmikrobene våre. Når vi bruker antibiotika dør mange gode bakterier fra magen. Vi kaller denne prosessen Gut Microbes Ubalanse. Dette svekker fordøyelseskraften i magen.

Bivirkninger av å spise hvitløk

Den virkelige historien starter i april 2018. En kveld følte jeg meg sulten. Det var noen gram i kontorkammeret, som jeg spiste. Fordøyelseskraften min var allerede svak, og etter å ha inntatt gram, kjente jeg uro og lett magesmerter neste dag. Jeg går til lege og tar noen medisiner, men jeg får ikke lindring. Etter det spiser jeg et fedd hvitløk om kvelden. Dagen etter etter å ha spist hvitløk kjenner jeg varme i magen og gassen slutter helt å komme ut av magen. Jeg klarte med andre ord ikke å ta ut gassen som ble laget i magen. Du kan forstå hva som vil være tilstanden til en person som har gass i magen, men hvis han ikke er i stand til å fjerne gassen. Etter det dro jeg til et sivilt sykehus. Derfra brakte noen medisiner gitt av legen. Etter å ha tatt disse medisinene reduserte varmen i magen min litt, men jeg klarte fortsatt ikke å fjerne gassen som hadde dannet seg i magen. Etter det gikk jeg til Privat Gastroenterolog (Lege 1) dvs magelege. Etter alle de kliniske testene ble det gitt noen medisiner. Selv etter å ha tatt disse medisinene, forble problemene mine de samme.

Bivirkninger av Clarithromycin Antibiotikum

Det er snakk om august 2020, det var regntiden på den tiden. Helt siden regnet begynte, når jeg pleide å våkne om morgenen, begynte jeg å få syre i magen. Jeg pleide å lage syre, det er kjent i dag, men på den tiden kunne jeg ikke forstå hva som skjedde i magen. Inntil da var det ingen informasjon om hva surhet er. I dag, med kunnskapen jeg har fått om gass, surhet, forstoppelse og generell helse, vil jeg forbli frisk hele livet. Sykdom er rett og slett mangel på informasjon og ingenting annet.

Surhet ble bare skapt litt, og jeg pleide å holde meg frisk hele dagen, så jeg besøkte ingen lege. Etter noen dager begynte surheten å ta en forferdelig form. 15. august 2020 dro jeg til en privat gastroenterolog (lege 2) om kvelden. Den dagen ga han ingen medisin og sa at endoskopien din vil bli gjort i morgen, og deretter vil medisinen bli gitt etter å ha sett rapporten. Endoskopi ble gjort dagen etter og Gastritt H. Pylori-infeksjon kom i rapporten. Legen ga medisiner i 15 dager. Ser ingen lettelse fra disse medisinene, etter 15 dager igjen gikk til legen. Denne gangen foreskrev legen H Pylori-settet der hovedmedisinene var Clarithromycin, Amoxicillin og Pantoprazol. Etter å ha tatt disse medisinene ble tilstanden min verre i løpet av to dager. Da jeg gikk til legen igjen, sa legen at dersom infeksjonen av H Pylori skal avsluttes, så må kuren med disse medisinene fullføres. Begynte å ta medisiner igjen, denne gangen kunne jeg ta medisiner i fire dager. Men denne gangen, etter å ha inntatt disse medisinene, startet forskjellige problemer. Jeg kom ut av kontroll, kroppen min ble varm, og hjertebanken ble også unormal. Dette var første gang jeg hadde opplevd noe slikt i hele mitt liv. Smerte kan tolereres, men hvis en person ikke har kontroll over seg selv, så forteller sinnet hvor han skal løpe. Den kvelden virket det som om min siste tid var nær. Jeg satte meg i et hjørne av terrassen, og gikk høyt for å ta Guds navn. Jeg vet ikke hva kraften var i Guds navn, men i løpet av de neste minuttene var det helt rolig. Angsten min var borte. Jeg var helt i min kontroll. De ovennevnte symptomene som jeg følte var en bivirkning av et antibiotikum kalt Clarithromycin.

Effekter av Clarithromycin Antibiotikum på skjoldbruskkjertelen

De ovennevnte symptomene som jeg følte, en del av det var fortsatt til stede i kroppen min. I løpet av fire dager var kroppen min helt tørr. Alle bein var synlige. Jeg ble redd. Jeg hadde fått vite at det hadde skjedd noen store endringer i kroppen min, som fortsatte å endre seg enda mer. Etter det drar jeg til det største sykehuset i byen min. Jeg er innlagt på sykehuset, og alle testene mine er gjort. I undersøkelsen ble det i hovedsak tatt CT-skanning, MR av abdomen, ultralyd, røntgen og alle blodprøver. Alle rapportene var normale gjennom etterforskningen. Bare TSH-nivået ble økt. Legen ga meg en medisin som het Thyronorm, og instruerte at denne medisinen ikke skulle stoppes på livstid.

Gode og dårlige effekter av melk

For å gi et gap til historien min, vil jeg gjerne diskutere melk, etter det igjen vil vi fortsette med historien vår. Fra år 2000 til år 2010 spiste jeg ikke melk. I løpet av denne tiden var kroppen min slank, smidig, alltid energisk og full av positivitet. Begynte å drikke melk fra år 2010 og det fortsatte til februar

2020. Fra år 2010 til 2017 fikk jeg bare gode resultater fra melk. I løpet av dette hadde vekten min økt i en balansert mengde ved å drikke melk. Å drikke melk fikk meg til å føle meg energisk og glad hele dagen. Den dagen jeg ikke drakk melk, pleide jeg å føle mindre energi og mindre glad i kroppen. På grunn av disse melkeegenskapene hadde jeg blitt avhengig av å drikke melk. Dette var noen av de gode egenskapene til melk.

Dagene da Acidity startet i august 2018. På den tiden pleide jeg også å konsumere melk. Hovedårsaken til dannelsen av surhet her var regn og konsummelk. Jeg visste ikke på den tiden at hovedårsaken til dannelsen av surhet er inntaket av melk i regntiden. Jeg var ikke klar over at det som skjer i kroppen min er surhet. I dag når jeg har blitt kjent med hele kroppens mysterier, kan jeg godt se fortidens årsaker. Hvis fordøyelseskraften er svak, produserer melk både gass og surhet. Så ut fra den kunnskapen jeg har tilegnet meg, vil jeg si at etter å ha blitt voksne, bør vi slutte å drikke melk helt. Inntak av melk øker vekten. Melk produserer både gass og surhet. Det er det viktigste. Gass og surhet er grunnlaget for 70 % av verdens sykdommer. Hvis vi eliminerer grunnårsaken, kan 70 % av sykdommene forsvinne fra verden.

Kroppen vår lager så mye kolesterol som kroppen vår trenger. Det er i utgangspunktet to kilder til kolesterol i kroppen vår. Den første kilden er kroppen vår, kroppen vår selv lager kolesterol i henhold til kravet. Den andre grunnkilden er animalske produkter, som hovedsakelig består av melk og kjøtt. Kolesterol øker først når vi tar inn mer kolesterol utenfra. Hvis melk og kjøtt stoppes, vil det økte kolesterolet komme under kontroll. Her med melk mener jeg alle produkter laget av melk som melk, ghee, smør, ostemasse, myse, paneer, alle søtsaker laget av melk.

Stå opp ved midnatt og spis

I november, desember 2018, gikk jeg gjennom et merkelig problem. Når jeg sov om natten, kom lyden av noe støy fra magen min. Jeg holdt på å sovne. Jeg pleide å være våken til morgenen. To nye problemer som stemmekvalitet og søvnløshet ble lagt til. Lyden av dydighet i magen pleide å komme etter fire timer med mat. Under alle disse problemene hadde også vekten min redusert mye. For å bli kvitt dydsproblemet sto jeg opp midt på natten og begynte å spise. Den støyen var relatert til tom mage. Er det noen som gjør det bra? Gi noen problemer.

Detaljert diskusjon om gass og surhet

Året 2018 har gått. Problemene mine var der fortsatt. Jeg gikk fortsatt på 2 til 3 medisiner, hovedsakelig Thyronorm for TSH-kontroll, som skulle tas på tom mage med en gang jeg våknet om morgenen, en annen medisin var for gass- og surhetskontroll, som måtte tas en halvtime før måltider. Tenkte å konsultere en annen gastroenterolog (lege 3) i januar 2019. Denne legen var veldig kjent. Deres konsultasjonshonorar og andre tester var ekstremt høye. Det var en tanke i hodet mitt, honorarene til disse legene er så dyre, kanskje jeg kan bli kurert av dem. Når en person er opprørt, tenker han med mange forskjellige triks. Jeg hadde en lignende situasjon. Etter legebesøket tok han også koloskopi, og alle blodprøvene. Få tatt noen tester utenfor klinikken, CT-skanning av mage og bryst, røntgen etc. Det var en viss lindring av medisinene denne legen ga. Stoffene han hadde skrevet var hovedsakelig Normaxin og Providac. Providac var først og fremst en kapsel av en type gode bakterier. Disse medisinene ble kvitt problemet med mageegenskaper, men bare 30 % fordel ble funnet i andre mageproblemer. Jeg var helt avhengig av rusmidler. Hvis du ikke tar medisiner, vil problemene bli verre.

Mislykket forsøk på å slutte med skjoldbruskmedisiner

Alle legene var av samme oppfatning angående medisinene til Thyroid, at når denne pillen er startet, må den spises for livet. Jeg kunne aldri akseptere dette som ble sagt av legene. Mitt intellekt pleide å si at hvis en sykdom har oppstått en gang i kroppen, så årsakene til at sykdommen har oppstått, hvis det arbeides med disse årsakene, så kan den sykdommen kureres fra roten. Jeg forstår ikke hvorfor leger sier at hvis skjoldbruskkjertelen oppstår en gang, må man ta en pille for livet. For å være ærlig, delvis det legen sa er sant. Men ikke den fullstendige sannheten. Når vi begynner å ta skjoldbruskkjertelpillen, blir skjoldbruskkjertelpillen din kone. Jeg mener at denne medisinen er så forferdelig at du aldri vil kunne slutte. Selv du vil prøve, men du vil mislykkes. Bare si at forholdet til den pillen har blitt dannet, som ikke kan forlate selv ved å prøve. Hver gang du slipper medisinen - da vil denne medisinen skremme deg. Fortell oss hvor skummelt denne medisinen er. Etter å ha forlatt denne pillen, kommer negative symptomer etter to dager. Det første symptomet er nervøsitet, det andre svetting over hele kroppen, det tredje blodtrykket er høyt, føler seg ikke bra, sinnet er ikke under kontroll. Totalt sett er denne medisinen en labyrint. Det er veldig vanskelig å komme seg ut av den som er fanget en gang. Jeg prøvde å slutte med skjoldbruskkjertelpillen omtrent fire til fem ganger i løpet av to år med sykdom. Men mislyktes hver gang. Hver gang jeg feiler, reiser jeg meg og prøver igjen. Problemet med denne pillen var at den måtte tas umiddelbart etter å ha reist seg tidlig om morgenen. Nå er problemet med dette at du minner deg selv gjennom en pille på at du har en slik og slik sykdom. Spørsmålet mitt er, anta at selv om TSH-nivået ditt kommer i normalområdet, kan du ikke hoppe over denne pillen. Så snart du slipper pillen vil de ovennevnte symptomene komme inn i kroppen din og TSH-nivået ditt vil øke igjen. Denne pillen kontrollerer TSH-nivået, men kroppen blir avhengig av denne pillen. Jeg spiste mange medisiner foreskrevet av leger under sykdommen min, men den negative avhengigheten som var i denne pillen var ikke i noen annen. Jeg kom ut av labyrinten av denne medisinen, forklaringen på den vil bli funnet i de neste kapitlene.

Flatulens problem

I år 2019 begynner regntiden og problemene mine begynner å bli verre. Jeg vurderer å konsultere en annen lege. På dette tidspunktet tok jeg totalt fire medisiner. Disse inkluderer Thyronorm, en gasspille før måltid, Providac og Normaxin. Til tross for at jeg tok alle disse medisinene, var jeg veldig opprørt. Disse problemene inkluderer hovedsakelig gassdannelse og gasssmerter, syredannelse og surhet på grunn av smerte, nervøsitet, ingen livsglede, som om livet bare leves ved å presse, vekttap, selv om det ikke er et problem, men det vet jeg i dag. Mine første tanker om vekt var annerledes, jeg hadde gått ned mye i vekt som jeg ønsket å gå opp igjen. Etter å ha hatt skjoldbruskkjertelen har kroppen min blitt som en haug med sand. Få den ene til å jobbe hardt og den andre siden pleide å kollapse. Det vil si et forsøk på å øke vekten på den ene siden og på den andre siden pleide vekten å gå ned igjen. På denne måten pågikk også kampen om vekten. Et nytt problem ble født i disse dager. Om kvelden fra rundt klokken fire til seks, pleide magen å blåse seg opp som en ballong. På grunn av dette var det også vanskelig å puste.

Da han så alle disse problemene, ble en ny gastroenterolog (magespesialist) vist til legen. Den nye legen gjorde også alle sine undersøkelser på nytt. Medisinene han skrev var nesten medisinene som ble skrevet ut av de tidligere legene. Den eneste medisinen som nylig ble introdusert var en medisin mot flatulens. Medisinen mot flatulens virket bare i 9 til 10 dager og igjen ble problemet det samme. Etter å ha konsultert fire forskjellige gastroenterologer (magespesialister), forsto jeg en ting veldig godt. De hadde brukt maksimalt antall medisiner de hadde. Nå var det ingenting igjen enn det. Fordi alle ekspertene foreskrev samme type medisiner ved å vri dem.

Heller mot homeopatibehandling

Etter å ha tatt maksimal behandling i Allopati, var jeg tilbøyelig til Homeopati. Tenker at kanskje dette problemet kan behandles i Homeopati, med disse tankene dro jeg til den største Homeopati-klinikken i byen. Etter å ha sett mange spørsmål og rapporter, ga noen medisiner. Etter å ha tatt disse medisinene ble problemene mine verre. Jeg utsatte denne behandlingen her.

En annen ting som var vanlig innen allopati var at ingen lege hadde snakket om mat til nå. I dag kommer det som en overraskelse for meg at det er en så stor metode der mat ikke snakkes om.

Heller mot ayurvedisk behandling

Hvor hardt vi prøver å gjenvinne helsen til kroppen vår. Men når vi har denne helsen, så setter vi ikke pris på den. Fordi det er tilgjengelig gratis. Vi vet også prisen på kjærligheten vi sliter med å få. Jo før vi vet dette, jo bedre for oss. I dag har jeg mistet helsen og funnet den igjen, jeg vet dens verdi. Jeg har visst prisen, og det er derfor jeg skriver denne boken. For meg er denne kunnskapen min det mest verdifulle i verden. Milliarder av rupier og diamantjuveler koster null foran denne kunnskapen for meg.

Etter å ha tatt behandlingen med to typer metoder, da det ikke kom ut noen løsning, så tenkte jeg å ta behandling med den ayurvediske metoden. Nådde et ayurvedisk sykehus med alle rapportene mine. Etter å ha inspisert alle rapportene der og etter noen spørreskjemaer, skrev noen ayurvediske medisiner. Det var en viss lettelse fra disse ayurvediske medisinene, men det var ikke nok. Jeg fortsatte å ta medisiner i flere måneder med tanke på at kanskje nå disse medisinene ville virke, men alt var forgjeves. I dag når jeg har fullført studiet av ayurveda, ser jeg at ayurvediske medisiner var der i den behandlingen, men ayurveda var ikke der. Dette er grunnen til at ayurveda henger etter allopati. I dag har jeg fått vite at kunnskapen om allopati er svært liten foran ayurveda. I dag behandler en ayurvedisk lege på linje med allopati. Enda viktigere enn ayurvediske medisiner i ayurveda er reglene for ayurveda, som vi må følge. Jeg husker historien min, legen ga meg bare medisiner, men snakket ikke om prinsippene til Ayurveda, så hvordan kan jeg få noen fordel i behandlingen. Det er derfor jeg sier at det fantes ayurvedisk medisin, men at det ikke fantes ayurveda. 2019 var også over med året 2018, og problemene mine var de samme.

Kapittel 2 - Koble til naturen

Overføring av kontor

Herfra var et nytt kapittel i ferd med å bli lagt til i livet mitt. Den største endringen i livet mitt var i ferd med å skje. I november 2019 ble kontoret mitt flyttet til et nytt sted. Spesialiteten til dette kontoret var at det hadde to store parker på hver side. På grunn av lite arbeid på kontoret begynte jeg å tilbringe mesteparten av tiden i disse parkene. Etter å ha spist lunsj gikk jeg til parken og la meg ned på bakken der. Jeg innså én ting at lunsjen min var lett fordøyelig. Jeg hadde forstått én ting at naturens effekt er på kroppen vår. Det påvirker sykdommene våre. Nå pleide jeg å se mindre på kontoret og mer i parkene. Det hadde gått to til tre måneder ved å gjøre dette.

Første bruk av naturlig mat

Det var en dag da jeg bestemte meg for at hvorfor ikke gjøre en fullstendig endring i kostholdet. Denne avgjørelsen handlet om å spise kun salat hele dagen. Samme kveld kjøpte jeg alle ingrediensene til salaten og tok den med hjem. Jeg vil aldri glemme den dagen 5. februar 2020 som forandret livet mitt og beholdt det. Kjære lesere, husk denne datoen fordi denne datoen kommer til å bli brukt mange ganger. Om morgenen dro jeg til kontoret etter å ha spist kun salat og tok kun salat til lunsj. Etter å ha nådd kontoret, etter å ha fullført noen av oppgavene mine, dro jeg til parken som vanlig. I dag virket luften i parken så kald og velduftende at jeg ikke kan skrive mye med ord. Etter å ha spist salat hele dagen, på kvelden, var jeg utslitt, ikke fysisk, men med tungen. Fysisk hadde jeg mer styrke enn andre daglige. Etter å ha blitt slått av tungen tar jeg med meg mat hjem. Så totalt sett var jeg glad for at jeg i det minste klarte å konvertere to måltider av tre måltider.

Første bruk av klyster

Etter 4 til 5 dager etter å ha startet dietten, kjøpte jeg også klystersett. Gjorde det samme kveld som jeg kjøpte det. Jeg var veldig opptatt av å gjøre Klyster fordi magen min ikke ble ordentlig renset på mange måneder. Derfor hadde jeg store forhåpninger fra Enema om at det skulle klare magen helt. I siste fase av plagene hadde jeg forstått at hvis magen begynner å rense skikkelig hver dag, så vil alle problemene mine automatisk ta slutt. De første 7 dagene ble klyster utført både om morgenen og om kvelden og de neste 7 dagene kun på én gang, dvs.

tidlig om morgenen. Deretter ble klyster stoppet da arbeidet ble fullført. Klyster renser hovedsakelig tykktarmen. Etter at tykktarmen er fjernet, hvis ren mat spises, begynner magen å rense automatisk. Jeg vil gjerne dele noen erfaringer knyttet til Anima med dere alle. Jeg husker fortsatt kvelden da jeg gjorde klyster for første gang, som om det hadde kommet noe gift ut av kroppen min. Fra innsiden av kroppen kom et svart kulllignende stoff ut fra innsiden av avfallsmaterialet. Mange måneder med skitt kom ut i dag. Og denne opplevelsen var så enorm for meg at jeg delte denne tingen med alle. Etter denne effekten av klyster var det et spørsmål i hodet mitt om hvorfor jeg ikke visste om klyster tidligere.

Drikk grønn juice

Etter å ha gjort klyster, pleide magen å være ren, men det var ganske sent, jeg ville at magen skulle være klar tidlig om morgenen. For dette begynte jeg å ta grønn juice så snart jeg våknet om morgenen. Den første grønne juicen var spinat og tomat. Den andre grønne juicen var fra bitter gresskar. En av de to pleide å konsumere juice. Magen blir klar etter en og en halv time etter å ha tatt grønn juice av spinat og tomat. Magen ble ryddet først etter en halvtimes inntak av bitter gresskarjuice. Spinat og tomatjuice er veldig lett å ta, og det smaker litt deilig å drikke. Men å ta bitter gresskarjuice er litt vanskelig. Bitter gresskarjuice gir milde smerter i magen de første tre til fire dagene, så man bør ikke få panikk. Bitter gresskarjuice renser magen veldig godt, med andre ord, sugerøret fjerner sugerøret. Sykdommen var ikke annet enn selve skitten.

Hvordan lage grønn juice

Grønn saft av spinat og tomat: - Ta en halv haug med spinat og en tomat. Vask begge grundig. Skjær den i små biter og ha den i mikseren. Tilsett 150 ml vann og bland det. Filtrer den gjennom en sil og drikk den.

Bitter gresskar grønn juice: - Ta to eller tre mellomstore bitre gresskar. Skjær den i små biter og fjern frøene. Ha det i en mikser og tilsett også 250 ml vann. Filtrer det og drikk det, og drikk også et glass rent vann.

Jeg har spist grønn juice kontinuerlig i to år. Jeg pleide å konsumere disse to grønne juicene gjennom hele året, hovedsakelig om vinteren, jeg pleide å konsumere tomatjuice og bitter gresskarjuice om sommeren.

Slutt på alle rusmidler

Etter å ha tatt kun salat i løpet av dagen og hjemmelaget mat til middagen, ble alle medisinene stoppet i løpet av de neste syv dagene, bare

Thyronorm-medisinen fortsatte. I dagene da jeg endret kostholdet mitt, spiste jeg omtrent 6 medisiner, hvorav 5 medisiner var sluttet.

Historien om å slutte med Thyronorm

Thyronorm, som først og fremst er et skjoldbruskmedisin, er foreskrevet for å kontrollere TSH-nivået. Et av de største og viktigste problemene med Thyronorm som jeg opplevde er vanskelig å sette ord på, men jeg skal prøve. Det pleide å være en enorm følelse i livet mitt etter å ha tatt denne medisinen. Det er vanskelig å sette ord på denne følelsen. Det pleide å være en holdning I å gjøre ting. Jeg var energisk i løpet av dagen. Jeg var full av positive energier. Alle disse tingene var inni meg, men fra jeg begynte å ta det, hadde alle disse tingene forsvunnet fra livet mitt. Nå i mitt liv verken den enorme følelsen eller den holdningen. Livet ble bare levd. For meg var ikke dette livet liv, men hadde blitt en byrde. Som om jeg har blitt straffet for en feil og jeg lider den straffen. Jeg ville bare bli kvitt denne pillen. Strategi for å slutte med denne pillen etter 10-15 dager med endring i kostholdet. Strategien var at jeg skulle redusere stoffet til bare 6,25mcg per uke. Ved å gjøre dette føler ikke kroppen at jeg har forlatt medisinen. På den tiden pleide jeg å ta Thyronorm 50mcg. Det var også en strategi i dette, at jeg en dag skulle spise hele

50mcg, og neste dag skulle jeg spise 37.50mcg, altså 12.50mcg mindre. Hvis jeg gjør beregninger på denne måten, så spiste jeg mindre 6,25mcg medisin på en uke. På denne måten hadde jeg stoppet hele stoffet i løpet av halvannen måned ved å redusere stoffet til 6,25 mcg per uke. Jeg har lært av tidligere erfaringer at tre dager etter at man sluttet med medisinen, kommer den negative effekten på kroppen. Det er derfor jeg laget denne strategien at etter å ha redusert 12,50mcg én dag i strekk, neste dag skulle hele 50mcg-pillen tas.

Det er min erfaring at forekomst og økning av TSH, manglende kontroll av glukose, økt forekomst av blodtrykk, å gå ut av kontroll med kolesterol osv. kun er et resultat, og å jobbe med resultatet vil ikke føre til suksess. Det er en grunn bak resultatet. Det må jobbes av den grunn. Jeg kan si disse grunnene med bare fem ord. Gass, surhet, forstoppelse (dvs. ikke renser magen), kapha og ukontrollert sinn. Dette er grunnårsaken til 90 % av verdens sykdommer. Alle verdens leger jobber kun på resultatet dvs. symptomer, som jeg har sett i mine to år med sykdom. Men den eldgamle kunnskapen om landet vårt, Ayurveda, fungerer på disse grunnene. Men dagens ayurvediske leger følger heller ikke denne kunnskapen, men kopierer andre pateer. Derfor gir ikke ayurvedisk behandling noe spesifikt resultat.

Min erfaring på tester

Jeg snakker om blodprøve, CT-skanning, MR, endoskopi, koloskopi. Hva er meningen med disse rapportene? Jeg sier verken at det er helt meningsløst, og jeg sier heller ikke at det er helt meningsløst. Jeg sier at en erfaren lege bør vite hva problemet er bare fra en persons beskrivelse av problemene sine. Men her, sammen med detaljene, blir også hele kroppen undersøkt og til tross for disse inspeksjonene er ikke løsningen funnet. Som nevnt i Ayurveda, hvis det arbeides med de tre årsakene, vil alle undersøkelsene bli meningsløse. Hvis hovedårsaken til problemet bare er tre, hva er behovet for etterforskning, hvorfor ikke jobbe direkte med disse årsakene. Den femte grunnen til at jeg har vist er at det ukontrollerte sinnet ikke engang snakker om det. Ingen maskin i verden kan fortelle årsakene som er vist av meg, men bare en person kan fortelle disse problemene. Så etterforskningen er ikke av stor betydning. Jeg har ikke tatt noen test de siste to og et halvt årene, og vil heller ikke få det gjort resten av livet. Jeg har lært å være sunn. Jeg har også fått vite hvordan kroppen blir syk. Dette er ikke en stor kunnskap, du kan også vite det.

Helse betyr helse i kropp og sinn. I dagens æra er det bare kroppen som behandles, også på symptomene og ikke på årsaken, ingen behandler sinnet i det hele tatt. Med mindre vi jobber med begge problemene sammen, vil vi ikke få fullt utbytte. Derfor, sammen med riktig og naturlig mat, må man forbindes med spiritualitet. Naturlig mat helbreder kroppen og spiritualitet helbreder sinnet.

Et nytt problem etter en måned med slanking

Det er en historie nesten etter å ha startet dietten, som du vil lære mye av. 10. mars 2020 På Holi-dagen kommer noen av vennene mine til huset. Da de så kroppen min, begynte de å spørre om du har det bra, du har blitt veldig svak. På denne måten vil alle som ser min bekjente si bare én ting: at du har blitt veldig svak. Men på Holi-dagen, slik de stilte spørsmålet, tok jeg det for alvorlig. Nå begynte jeg å tenke på å gå opp i vekt herfra. Jeg tenkte mye på hva jeg skulle spise for å gå opp i vekt. Jeg fikk de beste resultatene fra kostholdet på en enkelt måned, på grunn av dette hadde jeg også fått kunnskap om riktig og feil mat. Derfor kunne jeg ikke spise den samme maten som før. Hadde jeg gjort det, ville plagene mine ha kommet tilbake, det var sikkert og jeg visste godt. Jeg fant ut en idé. Jeg tenkte hvorfor ikke spise Whey Protein. Jeg forsket på myseprotein, fant ut at det også har tre kvaliteter, en enkel, andre isolert, tredje hydrolysert. Forskjellen er at Simple er tung å fordøye, Isolate er bedre enn det, og Hydrolyzed trenger ikke å fordøyes, det absorberes direkte. Hydrolysert er så dyrt i henhold til prisene at svært få mennesker kjøper det. Jeg bestilte den hydrolyserte, og tenkte at bryet med å fordøye skulle forbli, det skulle absorberes direkte. Jeg spiser dette myseproteinet i cirka tre til fire dager og ser at det brenner mye i urinen. Etter det sluttet jeg å spise det. Jeg lurte på hvem jeg går opp i vekt for. Mens med dietten jeg tar har problemene mine redusert med 90 %, og jeg vil være helt frisk i fremtiden. For den jeg går opp i vekt, vil de ikke komme for å bære mine problemer, jeg må bære det. Så hvorfor skal jeg høre på noen? Etter den dagen ville alle som snakket med meg svare ved å slå ham på en slik måte at munnen hans ble lukket. Hvis alle vet derfra, så vil du få et veldig dårlig svar. Fra der til i dag har jeg aldri tenkt på å gå opp i vekt. En ting til jeg vil dele med deg at jeg i 2012, 2013 og 2014 pleide å gå på treningsstudio. Jeg hadde aldri tatt kosttilskudd og proteinpulver selv etter trening. Men se på intellektet mitt her i dag, bare for å få kroppen til å se fin ut. I dag lever vi et liv i show, vi bryr oss ikke om hvordan kroppen vår har det innenfra. For den episoden har jeg helt gitt opp livet med opptredener. Den eneste forskjellen som betyr noe for meg er om jeg er sterk og frisk innenfra, om sinnet mitt er fullt av positive tanker eller om jeg er full av energi eller ikke.

Noen endringer i naturlig mat under lockdown

Til nå spiste jeg kun salat i hele dager og til middag hjemmelaget mat hjemmelaget mat. Men jeg visste at hvis jeg vil bli helt frisk, så blir det en endring i middagen også. Maten jeg tok til middag er som følger, 4 hveterotis, linser (hovedsakelig moong masoor og urad dal) temperering og grønnsaker med krydder. Alle disse tre tingene kom til å skape problemer. Problemene deres er som følger: Hvetebrød fester seg i tarmen, og så snart vi drikker vann, når vannet tarmen, gass begynner å dannes. Alle pulser lager gass og hvis kroppen er sur, produserer den også surhet. Men du må merke deg en ting at alle pulser lager gass enten det er en sunn person eller en usunn person. Grønnsaker med temperering og krydder produserer både gass og syre. Men det interessante å merke seg her er at selv en sunn person bruker pulsene vil produsere gass. Derfor bør sunn person merke seg at grønnsaker er bedre enn belgfrukter. Ikke bekymre deg for protein, jeg vil snakke videre om den beste kilden. Av disse grunnene var det nødvendig å endre middagsmåltidet. Selv om uansett hvilke detaljer jeg har gitt her, så hadde jeg ikke denne kunnskapen da, men jeg visste definitivt at det er problemer i disse matvarene, for ved å endre dagens kosthold, hadde jeg lært at hva er forskjellen mellom kokt mat og rå mat. Av disse grunnene ønsket jeg å endre middagsmåltidet.

Som et eksperiment bestilte jeg noen produkter på nett. Der var det hovedsakelig tre ting, brun ris, hirse og havre. Jeg måtte spise dem én etter én og forsikre meg om hvilken ting som lager gass og syre og hvilken som ikke gjør det.

Nok en endring under låsing

Hvor jeg til nå bare spiste salat hele dagen, gjorde noen endringer under lockdownen. Nå har jeg begynt å spise frukt også. I frukt spiste jeg alle fruktene én etter én og noterte meg for deres positivitet og negativitet. Blant fruktene jeg spiste var epler, papaya, druer, bananer, ananas, granatepler osv. Jeg spiste alle disse på mange forskjellige måter som å spise en etter en og 2- 2 og Spis 3-3 frukter sammen. Det beste som kom ut var at det alltid er best å spise bare én frukt om gangen. Den beste av fruktene som kom ut til meg var papaya. Papaya er så flott at denne frukten fortsatt er inkludert i kostholdet mitt og har alltid vært inkludert i kostholdet mitt de siste to og et halvt årene. I disse dager pleide jeg å ta papaya om morgenen etter å ha drukket grønn juice. På dette tidspunktet begynte jeg bare å spise bananer. Banan er litt tung å fordøye, så etter en og en halv måned med diett begynte jeg å spise banan. De beste egenskapene som jeg så i banan var, man får mye styrke ved å spise den, for det andre er det noen slike elementer i den som holder musklene glade og holder musklene avslappet. Hvis noen lider av søvnløshet, må han spise banan. Nå diskuterer jeg med deg hele kostholdet i løpet av mars 2020.

Så snart du våkner om morgenen, er en grønn juice, papaya rundt 21.00, 12.00 banansalat og middag for hele dagen gitt nedenfor.

Som viste seg å være best blant hirse, brun ris og havre

Først og fremst ble brun ris laget og spist som khichdi, jeg likte det bedre enn linser, hvit ris og hveteroti. Brun ris viste bedre resultater i gass, syre, forstoppelse etc. enn før. Brun ris var bedre enn roti og belgfrukter, men alt var ikke bra. Nå begynte jeg å spise Havre. Havre viste seg å være helt ubrukelig og hadde problemer med fordøyelsen. Nå var det Millets sin tur. Det var mye frykt i tankene mine angående Millets, fordi jeg aldri hadde spist Millets før. Bortsett fra dette er mengden fiber i Millets Millets også høy, slik at den kanskje ikke blir fordøyd. Med alle disse spørsmålene ble Millets endelig laget. Resultatet jeg fikk etter å ha spist var helt motsatt av min tankegang. Den var veldig lett å fordøye. Denne gassen var bedre enn alle kornsorter når det gjelder surhet og forstoppelse. Fra mars 2020 til i dag august 2022 spiser jeg kun hirse i korn. Jeg har aldri sett et bedre korn enn dette.

Ny strategi for å fjerne abdominal stivhet

Problemene mine hadde forsvunnet fra 80 % til 90 % i løpet av få dager. Samme prosentandel av fordel ble også mottatt i magestivhet, men det var fortsatt noe spenning og stivhet igjen. Jeg har alltid ønsket å få kroppen min 100% som før. Jeg var ikke klar for å inngå kompromisser en gang. Jeg hadde fått vite at hvis stivheten og belastningen i magen skal fjernes, så må den få hvile noen dager. Å ta hvile betydde ganske enkelt å slutte med fast føde i noen dager og komme til flytende kosthold. Nå hadde jeg begynt å spise kun vannmelon og melon for hele dagen. I løpet av en uke hadde jeg lykkes med strategien min. Magen var helt avslappet, stivheten og spenningen i magen hadde forsvunnet 100%. Det er ikke lett å gjøre alt dette, men den som har et ønske om å få sin gamle kropp, han vil definitivt gjøre det.

Ny kunnskap om gassdannelse

I beskrivelsen ovenfor har du sett at jeg har sett hvordan jeg blir kvitt stivheten og belastningen i magen ved å spise melon og melon hele dagen, dvs. komme på flytende diett. Men etter denne dietten hadde det oppstått et problem, det var at det ble produsert gass i magen. Jeg kunne ikke forstå at når hele fordøyelseskanalen (magen) er ryddet og jeg tar ren mat, hvorfor denne gassen dannes. På den tiden var gass og syre ikke mindre enn et skummelt monster for meg. Det er ikke så lett som det ser ut, og denne tingen er godt kjent av personen som lider av gass og surhet. Nå begynte jeg å undersøke årsakene til dette, etter det ble jeg kjent med en annen grunnårsak til gassdannelse. Jeg hadde allerede fått vite om de to grunnleggende årsakene til dannelsen av gass, ettersom den første årsaken er smuss i magen og den andre grunnårsaken er spising av mat som produserer gass. Den tredje grunnårsaken, som også er den ultimate kunnskapen for meg, er at hvis det er tørrhet i magen, vil det dannes gass. Ruhet oppstår når vi fjerner fettet. Og dette er hva jeg gjorde, kroppen min ble renset så enormt ved å spise grønn juice og vannmelon melon hele dagen om morgenen at fettet i fordøyelsessporet hadde forsvunnet. Ghee fra urbefolkningens ku brukes for å bringe glattheten tilbake til fordøyelsessporet og for å fjerne tørrhet. Når jeg pleide å spise hirse om kvelden, pleide jeg å spise to til tre skjeer med ghee blandet med det. Gassproblemet hadde forsvunnet helt på ett til to døgn. Etter å ha konsumert ghee kontinuerlig i 7 dager, ble forbruket stoppet. Arbeidet med ghee var over. Dette var den ultimate visdommen for meg. Denne kunnskapen kan være liten i dine øyne, men du tar feil fordi hvis du vinner over gass, vil 70% av verdens sykdommer være under din kontroll. Gassen er ikke så lett som du ser det.

Starter Millet to ganger

I tre til fire måneder ble tilberedt mat kun spist én gang om natten der bare hirse ble spist. Etter det gjorde jeg en stor endring i kostholdet mitt og begynte å ta Millets to ganger. Den ene på ettermiddagen mellom klokka ett og tre og den andre til middag.

Det var fortsatt en viss grad av surhet

Selv etter fire til fem måneder med slanking var det fortsatt en viss grad av surhet igjen. I dag vet jeg dette veldig godt, hvis vi ønsker en gammel og sunn kropp som før, så må innstrammingen av denne dietten gjøres i minimum halvannet år. I løpet av dette vil du også få kunnskap om riktig og gal mat. Etter det, selv etter at denne perioden har gått, vil du fortsette denne dietten. De som ikke følger denne dietten tror at de som gjør denne dietten har gitt opp mye. Men hele verden som gjør denne dietten vet at hver eneste person som har gått er svært liten, men har fått mye. Etter å ha gjort denne dietten, fikk jeg disse tingene gradvis. Gammel slank og sunn kropp, alltid roe ned og slappe av i kroppen, være full av positivitet, holde sinnet rolig Å alltid være energisk, en friskhet i pusten, å ha en følelse av service dvs. tjene naturen, osv. I dagliglivet , folk prøver veldig hardt å få dem, men alt dette oppnås enkelt med riktig, sunn og naturlig mat. Det er derfor vi legger igjen veldig lite, men får mer.

Derfor, hvis det var litt surhet til tross for dietten på fire måneder, så er det ikke en stor sak. Surhet skyldes også hovedsakelig tre til fire årsaker. Årsakene til at dette skjer, som jeg har blitt kjent med fra mine erfaringer, vil jeg presentere disse grunnene foran deg. Når det dannes gass i magen og du ikke klarer å drive den ut, så sirkulerer den gassen gjennom hele kroppen og når den gassen er magen (den øvre delen av magen hvor maten først kommer inn og deles i små biter av syre)) . Etter å ha nådd gassen til magen, føler magen at noe fordøyelig har kommet, og syren begynner å støte ut. Derfor, når det dannes gass og hvis du ikke klarer å drive ut gass, vil det også dannes syre i magen din. Den andre hovedårsaken til surhet er mat. Vi vet at smaken på all mat ikke er den samme, noe mat er kald, noe er varmt og noe er middels, dvs. jevnt. De jeg har kjent som Acidic er henholdsvis følgende. Melk er den mest sure maten. Sammen med Acidic jukser den også og skaper også Chakravyuha. Du må tenke på hva slags prat jeg snakker om. La oss forstå det. Hvis du har surhet og drikker kald melk, så vil surheten din roe seg der, men husk at neste surhet vil lage denne melken. På denne måten er du fanget i dens bedrag og labyrint. Jeg har tilbrakt bare to år i trøbbel, noen mennesker mister hele livet, men de klarer ikke å finne fienden. Som vi tok eksempelet med melk, i det ene øyeblikket gjør det bra, men i det andre øyeblikket gjør det det også dårlig. Derfor vil vi ikke kunne forstå at melk er dårlig. Fienden må gjenkjennes før han holder fienden borte fra seg selv. Her med melk mener jeg melk så vel som ostemasse, smør, myse, te, kaffe og alle søtsaker laget av melk. Den tredje syredannende maten er alle slags belgfrukter. Det må være kjent at hvis urinsyren øker hos noen, så forbyr legen ham å spise proteinrike ting, som hovedsakelig inneholder belgfrukter, som vi spiser for å oppfylle proteinet. Og du bør også merke deg en ting at alle pulser lager gass, det er en annen sak, du klarer å drive ut gassen, så du har ikke noe problem med å spise pulser. Et spørsmål kan oppstå i tankene dine om at kanskje noens fordøyelsessystem er svakt, på grunn av at denne gassen blir dannet. Så jeg vil gjerne fortelle deg at i tillegg til å spise Hirse 4 bananer og annen frukt, spiser jeg også 100 gram bløtlagte økologiske peanøtter. Å kunne fordøye rå peanøtter daglig i en slik mengde er et bevis i seg selv på at både fordøyelsessystemet og fordøyelsesbrannen er sterke. Surhet er laget av vann. Vannet noen steder er surt, så drikk mindre vann fordi når du spiser frukt og grønnsaker, vil behovet for vann være mindre fordi de inneholder bare ca. 95% vann.

Selv om surheten min var over 90 %, men en del var der fortsatt, og jeg pleide å bruke indisk desi mishri til det. I løpet av de neste 7 til 8 månedene var surheten 100 % over. Jeg deler med deg en hendelse knyttet til surhet. Surhet ødelegger magen så dårlig at selv etter 4 til 5 måneder med slanking, kunne jeg ikke engang uttale Om. Om uttales med det komplette fordøyelsessporet. Der de tre delene av mage, svelg og tunge er inkludert. Så det er veldig viktig å gjøre dietten over en lang periode.

Søk etter noe kraftig

De tingene jeg spiste til nå i maten, det var en slags helbredende diett. Men nå etter 8 måneder var fordøyelsessystemet mitt helt sterkt. Nå ville jeg gjøre noen endringer i kostholdet. Etter denne dietten hadde vekten min også gått mye ned. Som jeg ønsket å få tilbake igjen. Jeg kunne ikke konsumere melk mens jeg bodde i byen. Noe som hjelper mye med å øke vekten. En annen måte var å konsumere tørr frukt. Men det var ikke lett å fordøye tørre frukter. Først begynte jeg å spise peanøtter. Jordnøtt kan også spises i store mengder og det forblir i budsjettet. Min første erfaring med peanøtter var veldig dårlig. For det var veldig varmt. Som jeg kastet alle peanøttene i sinne. Men det var veldig lett å fordøye. Nå forsto jeg en ting, hvis varmen på en eller annen måte kontrolleres, kan den inkluderes i det daglige kostholdet. Peanøtten jeg tok med var stekt peanøtt.

Nå tok jeg med meg rå peanøtter denne gangen. Og bløtla den i 8 timer og spiste den. Nå var det litt tungt å fordøye, men varmen som var en del av det,

det vil si varmen hadde gått ut. Etter det gjorde jeg noen endringer, søkte etter økologiske peanøtter og det var ingen mangel på det lokale markedet, men det var tilgjengelig på nettet. Fra da til i dag spiser jeg økologiske peanøtter bløtlagt i minst 8 timer fra ca. 50 gram til 100 gram.

Det utfyller proteinet mitt og oppfyller også godt fett. Etter min erfaring er det den mektigste tingen i verden. Da jeg begynte på dette, pleide jeg å gå rundt en eller to kilometer i parken, men etter å ha spist den begynte jeg å gå kontinuerlig i 8 til 10 kilometer. Noen andre opplevelser jeg hadde er som følger. For det første at huden er myk betyr at håret forblir helt silkeaktig. Det vil si at dens effekt også er på håret og huden. Jeg fant ut at den har det beste nivået av protein. Den har melkenivå av protein. Vi vet alle at melk er av høyeste kvalitet fordi alle aminosyrene finnes i den. Men det er mange ulemper med å konsumere melk, så det er best å konsumere økologiske peanøtter.

Begynner å spise Hirse tre ganger

Du har sett hvordan jeg pleide å spise mer rå mat og mindre tilberedt mat i den innledende fasen av kostholdet. Etter det begynte jeg sakte å øke mengden av den tilberedte maten. Grunnen til å gjøre dette var at kroppen i begynnelsen trengte et mer helbredende kosthold, og etter hvert som kroppen helbredet begynte jeg å øke mengden tilberedt mat. Men husk, jeg spiste bare hirse. Ikke spist hvete av roti, ris og belgfrukter. Jeg begynte å spise hirse tre ganger etter omtrent 8 til 10 måneder.

Vi introduserer Tempering og Krydder av grønnsaker

Spiste ikke tadka og krydrede grønnsaker på nesten et år. Jeg fikk fullt utbytte av det. Jeg gjorde bot i ett år, men jeg vil få resultatet av det resten av livet. På grunn av dette ble fordøyelsessystemet mitt veldig sterkt og jeg klarte å få tilbake den gamle kroppen min. Den gamle kroppen der det du puttet i den pleide å fordøye alt. I dag har jeg to kunnskaper, en kropp er en veldig verdifull ting, den mest dyrebare tingen i hele verden, ikke legg søppel i den, bare legg til mer og mer levende naturlig mat og ren hjemmelaget mat. Den andre kunnskapen man får er at man vet forskjellen på feil og riktig mat. Selv om feil mat også er godt å se ovenfra, og du vil også se at hele verden spiser den, men det er feil. Den dagen hver person ble klar over riktig og gal mat, den dagen ville alle sykehusene forsvinne fra verden. Faktisk forstår vi at sykdommen er i kroppen, mens virkeligheten er at sykdommen er i maten. Så hvis behandling skal være din eller maten. Man kan med andre ord si at sykdommen ikke er deg, men maten. Mitt spørsmål til deg er hva er din kropp? Kroppen din er mat, slik du spiser, vil kroppen også bli det.

Spis derfor ikke mat kun for å mette tungen, men velg det som er riktig mat for kroppen. Og det var det jeg gjorde, kontrollerte tungen og spiste ikke tempererende og krydrede grønnsaker på et år. Men i dag spiser jeg grønnsaker med tadka og krydder. Men husk at jeg fortsatt spiser hirse i korn.

Skurk og helt i henhold til omstendigheter

Mange måltider kan være en skurk eller helt for en bestemt person avhengig av omstendighetene. Jeg vil gjerne forklare deg gjennom et eksempel. Økologiske peanøtter er en god og flott ting. Den er også helt ren og på grunn av at den er organisk, er den også fri for kjemikalier. Hvis en sunn person spiser denne organiske peanøtten, er den en helt for ham, men hvis en usunn person spiser den, spesielt den hvis fordøyelsessystem er svakt, vil det fungere som en skurk for ham. Fordi personen hvis fordøyelsessystem er svakt, vil han ikke fordøye det, og på grunn av mangel på fordøyelse vil det dannes ama i kroppen, som er en langsom gift. Så spis bare det du kan fordøye, ikke maten som vokser. Dette har jeg gitt et eksempel på en god ting, nå skal jeg gi et eksempel på en slik ting som er Skurk for alle, selv om den er godt fordøyd. Melk tilgjengelig i markedet eller byer. Det er en annen sak at du kanskje ikke ser negativiteten på en dag, men det fungerer som en sakte gift for deg. La oss ta et annet eksempel, spesielt all hurtigmaten som er kokt i olje, hvis den samme hurtigmaten skal gjøres mer skadelig så anta også at den er laget av maida- eller grammel. Dette er også en skurk for alle. Den har ingen heroiske egenskaper. Det fungerer også som Slow Poison. Det er en spesiell ting med skurker som lager sakte gift, livet vårt fortsetter og vi kjenner dem ikke engang som skurker. Selv når vi er syke, på den tiden vet vi fortsatt ikke hvilken mat som vil fungere som en skurk for oss og hvilken mat som vil fungere som en helt. Tro meg, hvis du lærer å skille skurke- og heltemat, vil sykdommer holde seg borte fra deg. Og en annen viktig ting du bør implementere i livet er at du alltid bør spise mat med tanke på brann, egenskaper og feil. Fordi de ovennevnte tre egenskapene ikke alltid er like, er det mange ting som påvirker det. som været. Din brann, dyder og defekter forblir ikke de samme i hver sesong. Været Jeg har bare gitt ett eksempel, det er mange andre faktorer som påvirker det. Vi vil forklare i detalj om Agni, Gunas og Doshas i et kapittel med tittelen Learning from Ayurveda.

Min erfaring med matolje

Alle matoljene som brukes i mat ser like ut, men i virkeligheten er det ikke det. Noen sier at matolje er helseskadelig. Jeg er ikke enig i poenget hans. Men jeg sier også at matolje er helsens største fiende. Du må tenke på hvordan jeg kan si begge tingene samtidig. Så det er nødvendig å forstå den virkelige virkeligheten av matolje. Kaldpressolje er medisin. Kaldpress betyr matolje som ikke har blitt kokt en gang. Merk at matoljen som ligger på kjøkkenet ditt også har blitt kokt en gang. Det er en annen sak at du ikke vet om det ennå. Matoljen som er utvunnet ved kaldpresseprosessen er den eneste oljen som ikke har blitt kokt. Nå hvis oljen som ligger på kjøkkenet ditt utvinnes ved kaldpresseprosess, vil den også fungere som medisin. Nå er den virkelige historien at jo flere ganger oljen kokes, jo mer gift er den. Oljen som ligger på kjøkkenet ditt har blitt kokt bare én gang, så du trenger ikke å bekymre deg, men hvis du bruker kaldpress, vil det være mye bedre for helsen din. Men vet du, hvor mange ganger den oljen har blitt kokt etter å ha gått på markedet og spist stekte ting, selv om jeg sier 1000 ganger, er det mindre. Fordi den oljen aldri endres, koker han den samme kokte oljebaren om og om igjen og igjen til den går tom. Du spiser ikke mat ved å gå på markedet, men spiser gift. Bare du ikke vet hvorfor dette er sakte gift, det ødelegger sakte helsen, så du vil aldri kunne gjøre det. Tyven er til stede blant dere, bare dere vet ikke. Begge oljene ser like ut med øynene, så ikke stol på øynene, men det er én ting som kan finne ut, det er cellene i kroppen din. Jeg garanterer at kroppen vår gjenkjenner all rett og gal mat, men vi blir bedt om å ta hensyn til kroppen. Du ser en mediterende person ved å gi ham feil mat, han vil fortelle i en klemme, positiviteten og negativiteten til den maten. Du må tro at jeg vandrer bort fra temaet. Nei, meditasjon betyr at meditasjon er en del av helsen. Derfor vil du i denne boken, sammen med kunnskapen om mat, også få reglene for Ayurveda og versene til Bhagvat Gyan, dvs. Bhagwat Geeta. Og la meg forsikre deg om at disse tre har fulle bidrag til helsen din. Jeg skal ikke skrive noe forgjeves i denne boken.

Du vil se positiviteten og negativiteten til olje i de neste emnene. I Liver Cleanse Topic vil du bli kjent med oljens positivitet, og i My Experience on Fast Food Topic vil du se negativiteten til olje.

Min erfaring med hurtigmat

I oktober 2020 ønsket jeg å gjøre en ny opplevelse, hvordan hurtigmat påvirker kroppen vår. Tross alt, hva er det i hurtigmat som skader kroppen vår, tross alt er det maten i seg selv, hvordan kan det skade kroppen vår. Etter å ha tatt alle disse spørsmålene begynte jeg å spise hurtigmat. Den dagen jeg spiste hurtigmat, mens jeg sov den natten, én ting, rant blodet veldig fort i kroppen min, for det andre klarte jeg ikke å ta pusten på den beste måten som jeg pleide å ta den på den beste måten på andre. dager. Hvis du ikke er i stand til å forstå det jeg har sagt, vil jeg forklare med et annet eksempel. Har du noen gang vært i åsene i Himalaya, når vi når de åsene, hvor fantastisk vi puster, hele kroppen føles lett, og sinnet er fylt med glede, hvorfor skjer dette, vet du, ditt helt rene oksygen går i kroppen, i overflod, er den tredje negativiteten ikke renset ordentlig, og du vet bivirkningen av å ikke rense magen ordentlig, at 90% er døren til sykdom.

Hvis du går inn i Fast Food, får du ting. En, mest hurtigmat er laget av maida- og grammel. Problemet med manda er at det går i dvale i magen, jeg mener å si at magen ikke er ren fordi den stikker i selve tarmen. Besan lager gass, og du ser kraften i gassen helt fra begynnelsen av denne boken. Den samme gassen fikk meg til å reise til ubalanse i skjoldbruskkjertelen. Og to år med smerte hver for seg. Det andre problemet med hurtigmat er at oljen den er laget i har blitt kokt flere ganger. Jo mer oljen kokes, jo mer gift blir den. Det jeg har beskrevet ovenfor at pusten stopper, det er på grunn av denne skitne oljen.

Lær av Leverrens

Her vil jeg fortelle en unik metode for leverrensing. Her har jeg ikke valgt emnet leverrensing for å fortelle deg hvordan du gjør leverrensing, heller har jeg valgt dette emnet for å vite hvordan kaldpressolje fungerer som en medisin.

Så jeg gjorde denne leverrensingen og hvilken fysisk positivitet jeg så etter leverrensen, vil de også diskutere.

Jeg gjorde denne leverrensen rundt eller rundt november 2020. Den krever tre ting. En Epsom Salt, den andre Extra Virgin Olive Oil, den tredje appelsin- eller mandarinjuice, dvs. sitrusfruktjuice. Vi må drikke det i henhold til oss selv. La oss si at vekten min er 60. Jeg spiste hva som helst etter kl. Klokken 6 om kvelden drikker jeg 12 gram epsomsalt blandet med 250 ml vann. Ved 8-tiden om kvelden drikker jeg 12 gram epsomsalt blandet med 250 ml vann. Smaken av epso-salt er veldig merkelig, det drikkes ikke, det drikkes i bare ett slag. Kl. 22 drikker jeg 120 ml sitrusfruktjuice blandet med 120 ml extra virgin olivenolje. I en halvtime sover jeg på siden som er Lever dvs. på høyre side. Etter det, etter en halvtime, legger jeg meg på siden etter min komfort. Jeg går også på toalettet to til tre ganger om natten, hvor magen min blir renset to eller tre ganger. Klokken 6 om morgenen drikker jeg 12 gram epsomsalt blandet med 250 ml vann. Ved 8-tiden om morgenen drikker jeg 60 ml extra virgin olivenolje blandet med 60 ml sitrusfruktjuice og sover på høyre side i en halvtime. Klokken 10 om morgenen igjen drikker jeg 12 gram epsomsalt blandet med 250 ml vann. Her er leverrensingen min over. Nå skal jeg fortelle hva jeg fant ved å gjøre dette. Etter at leverrensingen er over, går jeg på toalettet ca 4 til 5 ganger, hvor magen min blir renset like mange ganger. Noe avfall kommer ut av kroppen. En av dem kom ut av en grønn farge. Jeg følte meg veldig lett. På kvelden trener jeg daglig hvor jeg også tar push ups. Tidligere, da jeg pleide å slå Push Ups, begynte pusten å bli oppblåst og det var en liten smerte i brystet. Men i dagens øvelse hadde begge disse tingene forsvunnet. Og til dags dato er det heller ingen smerte i brystet og pusten er også i beste fall. Fordøyelsen min hadde blitt veldig bra. Selv om du vet at det hadde gått ca 9 til 10 måneder selv etter at jeg var på diett, og jeg fikk så mye nytte av den dietten at jo mer jeg skriver, jo mindre får jeg. Til tross for den fordelen, var jeg i stand til å føle fordelene med Leverrens veldig godt.

Nå skal jeg legge frem kunnskapen jeg har fått fra Liver Cleanse. Kaldpresseolje renser nervesystemet. Forsvinningen av milde brystsmerter og pustløshet var et bevis på at nervene mine hadde løst seg helt.

På denne måten er Oil Villain og Oil is Hero. Oljen som kokes igjen og igjen er Villain og kaldpressoljen, dvs. som ikke har blitt kokt en gang en gang er helten. Kaldpressolje trekker skitten fra kroppsdelene og bringer den ut av kroppen.

Kjære lesere, jeg har diskutert leverrens for å vise viktigheten av kaldpressolje. Selv om det var lett for meg å gjøre det, men likevel hvis noen vil gjøre det, så gjør det under tilsyn av en erfaren person.

Kjære lesere, jeg skriver denne boken i august 2022 og i dag har jeg fulgt kostholdet mitt i nesten to år og syv måneder. I løpet av disse to årene og syv månedene har jeg gjort mange endringer i kostholdet mitt. Etter hvert som behovet oppsto, gjorde også modifikasjonene. Nå skal jeg diskutere med deg hele mitt modifiserte kosthold, som jeg endret måned etter måned. Du vil kunne lære mye av dette.

Hva er sykdom?

La meg dele med deg sykdommen som jeg må kjenne til fra mitt livs erfaring. Å stoppe er en sykdom. Hva stopper dette og hvem stopper og hvor stopper det? Det er alt du trenger å vite. Denne sykdommen kan ikke engang røre deg. Det er tre blokkeringer i kroppen vår. Disse tre hindringene er uavhengige i seg selv. Det vil si at det kan være en kobling av disse tre blokkeringene, og disse tre blokkeringene kan også fungere uavhengig. I dette, det jeg skriver tidligere, er viktigheten mer enn de to andre, men alle tre har like stor betydning. Den første blokkeringen skjer i nervesystemet. Her skyldes hindringen to årsaker. Den første er den høye mengden sukker i blodet. Sukker er klissete, fester seg. Hvis det er for mye sukker i blodet, vil blodet ikke kunne flyte godt. Det er ca 5,5 liter blod i kroppen vår. Hjertet vårt pumper blod fra hjertet til kroppen omtrent 72 ganger i minuttet. Når han pumper én gang, sender det 70 ml blod. Det betyr ganske enkelt at mengden blod i kroppen vår sirkulerer i hele kroppen på bare ett minutt. Med andre ord kan vi si at 5 liter blod sirkulerer 1400 ganger i hele kroppen i løpet av 24 timer. Nå fra alle disse tingene, må du ha blitt kjent med viktigheten av å rense blodet. Jeg tror ikke du vil holde blodet skittent lenger. Den andre skitten er forårsaket av olje i blodet. Når oljen er kokt samler den seg i nervene og forårsaker blokkering. Hjertet og hele kroppen må bære byrden av disse to typene skitt som samler seg i nervene. Hjertet må jobbe hardere for å pumpe blod gjennom hele kroppen. Hvis jeg får deg til å gjøre mer arbeid enn din kapasitet, hva vil skje, det vil bare skje med deg, det skjer med hjertet. Du må ha forstått den grunnleggende kilden til hjerterelaterte sykdommer. Den direkte forbindelsen mellom blodtrykk og kolesterol er med hjertet.

Den andre blokkeringen skjer i fordøyelseskanalen. Den første blokkeringen er hvis gassen din stopper, det vil si at det dannes gass i magen, men du klarer ikke å fjerne den. Hva skal jeg si om dette, hvis gass stopper og hvis han ikke løser det, begynn å telle sykdommene i kroppen. I dag skriver jeg denne boken, det er kun på grunn av denne gassen. Kunnskapen jeg har fått i dag er på grunn av at jeg ikke kan fjerne denne gassen. Når gassen ikke klarer å komme ut av kroppen, fortsetter den å sirkulere i kroppen og forårsaker betennelse i kroppen. På grunn av dette blir fordøyelsessporet svakt. Etter det blir ingen av maten fordøyd. Og hvis maten ikke fordøyes godt så kommer den ikke ut. Det vil si at magen ikke blir ren. Så nå begynner også det andre hinderet. Den første blokkeringen er gass og den andre blokkeringen er ikke-rensing av magen. Nå hvis du ikke finner en løsning på dem, begynn å gå rundt på sykehus og klinikker.

Den tredje blokkeringen er i tankene våre. Hvis du sitter med noe i tankene, så vet du at sinnet ditt har blitt et offer for forstoppelse. Dette er ikke forstoppelse av magen, det er forstoppelse av sinnet. Du vet godt hva som skjer på grunn av forstoppelse.

Min erfaring med hjemmemelk (hjemmeku ellerbøffel Melk)

Etter 8 måneder med å starte dietten, begynte jeg å eksperimentere med mange matvarer. Blant alle disse måltidene var den eneste maten jeg fortsatt måtte eksperimentere med hjemmelaget melk. Min situasjon skyldtes melken som var tilgjengelig på markedet. Det var et bevis i seg selv på at hvordan melk påvirker kroppen vår. Etter lang ventetid fikk jeg sjansen til å dra til landsbyen angående et bryllup i mai 2021. Det er en ku og en bøffel hjemme hos meg i landsbyen, og på den tiden pleide begge å gi melk. Her vil jeg fortelle deg opplevelsen av melk fra både ku og bøffel. Først og fremst drakk jeg råmelk, det vil si instantmelk. Denne melken fordøyes som vann, det er ingen gass eller surhet av noe slag. Sett etter å ha drukket melk av både ku og bøffel. Det var 100 % melk, dvs. det ble ikke tilsatt vann. Det andre eksperimentet jeg gjorde var å drikke kokt melk, den ble også fordøyd godt, det eneste negative som kom til syne var at å drikke kokt melk gir gass. Bortsett fra dette spiste jeg ostemasse, smør osv., som alle ga positive resultater. Kyr og bøfler tas daglig til huset vårt for beite. Der hun beiter det grønne naturgresset. Gresset er helt naturlig der det ikke er tilsatt gjødsel og sprøytemidler. Selv i dag, hvis jeg tar markedsmelken, skaper den surhet og surheten må lide i to dager. I løpet av disse to og et halvt årene har jeg eksperimentert mange ganger på markedets melk, men resultatet kommer alltid det samme som jeg for tiden bor i et urbant område i Nord-India.

Jeg vil bare si én ting hvis du bor i et byområde, så slutt å konsumere melk fordi å drikke melk øker vekten og aktiviteten til folk som bor i byer er også mindre, er det mest offisielt arbeid utført, så hvis du bor i byen Hvis hvis du drikker melk, vil en øke vekten din og for det andre er det ingen garanti for renhet av melk. Husk at ingen maskin i verden sjekker matens renhet bortsett fra kroppen din. Kroppen vår er den største testeren. Hør det Hvis du er oppmerksom, vil kroppen din fortelle riktig og feil mat.

5. februar 2020 Dietten begynner (base)

(Jeg vil ikke kalle det Modifikasjon, men jeg vil kalle det Foundation) Fordi det er Basen, har et kapittel av livet mitt startet herfra.

1. Spiste kun salat hele dagen.
2. Gjorde klyster de første 10-12 dagene.
3. Spinat og tomatjuice tidlig om morgenen

4. Til middag pleide jeg å ta med meg hjemmelaget mat, dal, ris, roti og grønnsaker med tadka og krydder (middagen var feil for meg, noe jeg korrigerte senere)

(Jeg stoppet melk og alle produkter relatert til melk, bearbeidet mat (bearbeidet mat betyr, faktisk maten som var der er ikke lenger der, fordi en ny ting har blitt laget ved å blande mange ting i den og pakket ved å tilsette konserveringsmidler, slik at det varer lenger Vi mennesker synes vi har gjort det veldig bra med å lage bearbeidet mat, men jeg har visst fra min livserfaring at vi ennå ikke har nok hjerne til å lage god mat til kroppen. Naturen har dette sinnet og dette forbereder alt den beste maten for kroppen vår), sluttet jeg helt å ta den.)

(Klokken er to om natten, i dag kunne jeg ikke få tid på dagen, så jeg skriver om natten, slik at kontinuiteten forblir, jeg tror at hvis jeg ikke opprettholder kontinuiteten, så vil jeg aldri klare å fullføre denne boken i livet) Hvis noen spør meg hva som er den beste egenskapen i deg, så vil jeg svare at ved Guds nåde kan jeg gjøre alt arbeid kontinuerlig, selv om jeg gjør det veldig sakte. Selv om jeg skriver den ene siden hver dag, skriver jeg. Vel, i dag sov jeg bare klokken ni om natten, så jeg har allerede tatt fire timers søvn, etter å ha skrevet to timer skal jeg legge meg igjen. Så kjære lesere, konsistens er et flott våpen for suksess, ta det med i livet ditt.

Første (første) endring i kostholdet – mars, april 2020

1. Om morgenen en grønn juice av bitter gresskar.
2. Spis kun frukt og salater hele dagen.
3. Forbruk av hirse til middag.

(Det har skjedd en stor forandring her, tidligere pleide jeg å spise linser, roti, ris til middagen, som jeg stoppet og begynte å spise hirse.)

Andre (2.) modifikasjon i kostholdet

1. Om morgenen en grønn juice av spinat eller bitter gresskar.
2. En frukt hovedsakelig papaya.
3. Hirse på formiddagen
4. Hirse i middagen også

(Den store endringen her er at Millets, (Simple Khichdi) begynte å spise to ganger)

Tredje (tredje) endring i kostholdet - etter 8-10 måneders diett

1. Om morgenen en grønn juice * av spinat.
2. En frukt om morgenen, hovedsakelig papaya.
3. Hirse på ettermiddagen kl. 14.00.
4. Økologisk jordnøtt fra 50 gram til 100 gram (bløtlagt) rundt kl 17.00.
5. Hirse til middag.

(Her begynte jeg å spise økologiske peanøtter ved å bløtlegge dem i god mengde, fordi fordøyelsessystemet mitt hadde blitt enormt etter å ha fulgt dietten på 8-10 måneder)

* Brukes til å putte amla med spinat og tomat i grønn juice, fordi vinteren var kommet, og amla var lett tilgjengelig på markedet, tilsetning av stikkelsbær renser magen bedre.

Fjerde (fjerde) endring i diett - etter 12-13 måneders diett

1. Om morgenen en grønn juice av spinat eller bitter gresskar.
2. En frukt om morgenen hovedsakelig papaya, melon melon i april, mai.

3. Hirse en time etter å ha spist frukt
4. Hirse på ettermiddagen
5. Kveldsbløttede økologiske peanøtter.
6. Hirse til middag

(Hovedvariant, jeg begynte å spise hirse 3 ganger)

Femte (5.) modifikasjon i kostholdet

1. En grønn juice om morgenen
2. En frukt om morgenen hovedsakelig papaya
3. Hirse med kokte grønnsaker en time etter å ha spist frukt.
4. Ettermiddagshirse med grønnsaker
5. Kveldsbløtte peanøtter
6. Middagshirse med grønnsaker

(Hovedendringen her er at nå har jeg begynt å spise kokt tadka og krydrede grønnsaker)

Sjette (6.) Modifikasjon i kostholdet

1. En grønn juice om morgenen
2. En frukt om morgenen hovedsakelig papaya
3. Ettermiddagshirse med grønnsaker

4. Kveldsbløtlagte økologiske peanøtter.
5. Middagshirse med grønnsaker

(Tidligere pleide Millets å spise tre ganger i dietten, begynte å spise her to ganger, her lærte jeg en ting, de som ikke gjør fysisk arbeid (hardt arbeid), de burde lage kokt mat bare to ganger. Jeg hadde sett i hele mitt liv at bestefaren min pleide å spise tilberedt mat bare to ganger)

Syvende (7.) endring i kostholdet – rundt desember 2021 til april 2022

1. En frukt om morgenen er hovedsakelig papaya, hvis det er april eller mai så vannmelon og melon
2. Ettermiddagshirse med grønnsaker
3. Kveldsbløtlagte økologiske peanøtter
4. Hvete roti med grønnsaker til middag.

(Det er to hovedendringer, den ene sluttet å ta grønn juice, den andre hovedendringen var å spise hvetebrød i omtrent fire til fem måneder, som stoppet så snart sommeren startet.)

Åttende (8.) Modifikasjon i kostholdet

1. En frukt papaya om morgenen
2. Ettermiddagshirse med grønnsaker
3. Kveldsbløtlagte økologiske peanøtter
4. Middagshirse med grønnsaker

(Hirse begynte å spise to ganger og sluttet med hvetebrød)

Niende (9.) Modifikasjon i kosthold - august 2022 - Nå det vil si, mens du skriver denne boken, kosthold

1. Papaya om morgenen
2. Tre eller fire bananer etter en time
3. Om ettermiddagen hirse med grønnsaker
4. Kveld Peanøtter dynket i vann gran 8 timer.
5. Middagshirse med grønnsaker

(Endring i tidspunktet for å spise papaya, den andre hovedendringen er å spise banan tidlig om morgenen, rundt klokken 10)

Merk - Mens jeg er på slanking, er bostedet mitt Nord-India, jeg forteller bostedet fordi effekten av stedet er på maten. Fordi temperaturen, luftfuktigheten, været, på to forskjellige steder kan være forskjellige samtidig, og alle disse har en effekt på maten. Velg derfor mat i henhold til din brann, kvaliteter og mangler.

kapittel 3
Leksjoner fra Ayurveda

Jeg begynte å studere ayurveda fra november 2020. Det vil si etter 10 måneder med diettstart. Inntil dette tidspunktet hadde jeg ingen kunnskap om ayurveda. Problemene mine ble kurert med 95 % i disse 10 måneders diettene. Det er en spesiell ting med Ayurveda som jeg opplevde, Ayurveda kan forstås veldig godt av en person som har lidd av gass og surhet. Andre mennesker kan aldri forstå Ayurveda. Det er en grunn til dette. Hvis jeg sier at 60-70% av sykdommene i hele verden er født av gass, så er du enig. La meg også anta at du forstår dette også fordi du leser denne boken, så et sted står du også overfor gass og surhet, så du må ha kjent kraften til gass, men en person i hvis mage gass produseres og den tar det også ut, de menneskene i den andre kategorien, hvis mage ikke produserer gass, selv om en slik person vil få bare én av tusenvis. For det er umulig å oppnå null gass uten kunnskap. Her med kunnskap mener jeg mat. Rett og feil mat. Hvilken mat produserer gass og hvilken mat produserer ikke gass. Derfor kan styrken til gassen bare kjennes av den som har motstått gassen. Og den som har lidd av gass og surhet vil forstå hele Ayurveda. Fordi all Ayurveda er basert på gass, surhet og slim. Og det er helt sant at 90% av verdens sykdommer kommer under dem. La oss forstå gjennom et eksempel. Jeg vil gi mitt eget eksempel. Problemene mine starter på grunn av gassstagnasjonen. På grunn av opphør av denne gassen hadde også surhet, skjoldbruskkjertelen, luft i magen, søvnløshet, rastløshet og kolesterolnivået mitt passert 200. Hvis det gikk noen dager til, ville også kolesterolmedisinen starte. Og hvis jeg ikke hadde rettet det i dag, så hadde det vært en rekke sykdommer. Hva er kilden bak alt dette, gassens ikke-passivitet. Ayurveda vet hvor roten er, men dagens Allopathy-verden vet ikke noe slikt. Vet ikke eller vil ikke vite, tenker du på det. Jeg synes veldig synd på at en ayurvedisk lege praktiserer allopati. Kanskje ayurveda aldri forsto. Ellers er det ikke nødvendig å praktisere allopati.

Prinsipper for Ayurveda

Prinsippet til Ayurveda er at hvis de fysiske defektene er jevne, så er det helse, hvis doshaene reduseres eller øker, så er det usunt. Økningen i forekomsten av feil er en sykdom. De tre typene doshaer som hele Ayurveda er basert på er Vata dvs. luftgass, Pitta dvs. surhet og Kapha dvs. slim. Det høres veldig enkelt ut å høre, men veldig vanskelig å forstå. Jeg vil prøve å flyte denne dydige kunnskapen om ayurveda i deg i et enkelt språk. 90% av sykdommene i verden kommer under Vata, Pitta og Kapha, så hvis du kjenner denne kunnskapen, vil 90% av sykdommene bli reddet. De resterende 10 % av sykdommene har andre årsaker. Som bakterier, sopp, virus etc.

Diskusjon om de fem store elementene

Kroppen vår består av fem Mahabhutaer. Jord, vann, luft, himmel og ild. Prithvi betyr mat, vann, himmel betyr tomt rom inne i kroppen, luft betyr oksygen som vi tar gjennom nesen, ild betyr sollys. Hvis det ikke er sollys, vil det ikke være noen kroppslig organisme på jorden. Derfor er det veldig viktig å ta fyr.

Det er veldig viktig å ta disse fem Mahabhutaene i balansert mengde. Vi husker å ta bare ett element ul av disse, det er jordelementet. Vi spiser og spiser og spiser videre, hele dagen spiser vi, hver dag spiser vi, og om natten spiser vi og sover. Spørsmålet mitt er når ga du himmelelementet. Akash betyr å holde kroppen tom. Vi spiser korn tre ganger om dagen, og det tar lang tid å fordøye korn. De som utfører arbeidet med fysisk arbeid kan spise korn 3 ganger. Men andre mennesker bør spise korn bare to ganger. Snacking er en veldig dårlig vane, og fordøyelseskanalen er derfor alltid opptatt. Og fordøyelsessporet får ikke en gang en sjanse til å hvile. Hvordan blir det hvis du får deg til å jobbe kontinuerlig i 24 timer? Solskinn må konsumeres. I byer får folk mangel på vitamin D, grunnen til dette er ikke å konsumere sollys. Ved ikke å innta røkelse fordøyes maten dårlig fordi det mangler ild i magen. På grunn av mangel på vitamin D er absorpsjon av kalsium ikke mulig, på grunn av dette blir beinene svake. Frisk luft er tilgjengelig i Brahma Muhurta, i parker, i skoger, på åser og i landsbyer osv. Våkn derfor opp tidlig om morgenen på Brahma Muhurta, ta en tur i parkene osv., besøk kuperte steder, og tilbring også en noen dager i landsbyen din. Etter å ha gått til landsbyen, gjennomgår kroppen min metamorfose i løpet av få dager. Tro meg, det er forskjell på land og himmel i byen og landsbyen. Vi kan føle helt til kroppens celle, at det passende stedet for meg bare er der det er ren luft, vi forstår bare ikke fordi vi har lyttet nøye til kroppen, hvor vi bor, tanker går et annet sted. Er. Vi spiser ikke engang mat nøye. Først blir ett eller to bitt tatt hånd om, etter det går tankene et annet sted.

På denne måten bør disse fem flotte elementene konsumeres i like store mengder. Hvis det er overskudd og mangel på et godt element, vil sykdommen starte derfra.

Guna (Nature of a Body & Nature of Elements) Chikitsa

Guna-terapi er medisinen der vi må konsumere disse tingene eller gjøre de tingene som utligner våre økte defekter. Det er også negativ motsetning til alle positive ting i denne verden. Så hvis den brukes riktig, kan den også brukes. Noen 3 doshaer, 6 rasas og fem Mahabhutaer er beskrevet i Ayurveda. Mat er en del av dem, så vi vil ikke fortelle mat separat. Det er også nevnt 20 kvaliteter i Ayurveda. Disse 20 Gunaene finnes i disse 3 Doshaene, 6 Rasos og fem Mahabhutaene. Det er ikke nødvendig at alle de 20 egenskapene til alle kan finnes i disse doshaene, rasaene og de flotte elementene, men noen kvaliteter vil definitivt bli funnet i dem.

La oss nå forstå gjennom et eksempel hvordan denne egenskapen helbreder.

Du vil huske en hendelse, da jeg spiste vannmelon og melon de neste dagene de neste dagene for å få slutt på stivheten i magen, noe som gjorde at magestivheten tok slutt, men gassen begynte å bli mer i magen. Årsaken til overdreven gassdannelse i magen skyldtes tørrhet i fordøyelsessporet på grunn av inntak av vannmelon og melon gjennom dagen. For å fjerne denne tørrheten brukte jeg desi ghee for å fjerne den. Ghee har en kvalitet som vi kaller alifatisk og tørrhet er det motsatte av alifatisk. Det er det som er kvalitetsterapi. Å erverve en forverret defekt ved å akseptere en gjenstand av dens motsatte kvalitet, og utjevne den defekten er helbredelsen av dyder.

20 eiendommer

1. Guru (tung) - Laghu (lett)
2. Manda (sakte) - Tiksna (rask, rask)
3. Shit (kald) - Ushna (varm)

4. Snigdha (sløvende) - Ruksa (tørr)
5. Sleksna (Smooth) - Khara (Rought)
6. Sandra (solid) - Dravya (flytende)
7. Mridu (myk) - Kathina (hard)
8. Sthir (stabil) - Chala (bevegelig, ustabil)
9. Suksma (Small) - Stool (Big)
10. Vishudha (Ikke slimete) - Pichhal (slimete)

Kvalitetene til Vata - grov, kort, kald, hard, subtil, bevegelig, tørr, lett
Egenskaper til Pit Acid -oljeaktig, skarp, varm, lett, kjøttfull luktende, spredende og flytende.
Kvaliteter til Kapha -stødig, stabil, tung, sakte, kald og myk.

Kropp laget av Seven Dhatus

Kroppen vår består av syv dhatus. Det er følgende.
Rasa (plasma), blod, muskler, fett, bein, marg, sukra (reproduksjonssystem)
Å være jevn med disse dhatusene er sunt og det å være rar er usunt. Ayurveda snakker om balanse og dette systemet er basert på det. Både overskudd og forfall av noe er dødelig. Det er derfor ayurveda går til roten. Vata, Pitta og Kapha er grunnårsaken til all sykdom. Og dette er også en realitet. Du kan forstå dette veldig godt gjennom historien min. I hele historien vil du se at jeg har rettet opp feilene. Men på det tidspunktet jeg begynte på dietten, hadde jeg ingen kunnskap om ayurveda. Jeg begynner på diett

5. februar 2020, og jeg begynner å studere ayurveda ved å gå i november eller desember 2020.

Uansett hva vi spiser, dannes først juice, deretter dannes det blod, deretter muskler, deretter fett, så bein, så benmarg, deretter dannes sædceller. Det er derfor Shukra Dhatu har stor betydning. Kast aldri bort Sukra Dhatu.

Nå herfra vil jeg fortelle min egen måte å beholde de tre doshaene Vata, Pitta og Kapha i Ayurveda, som jeg har lært av mine livserfaringer.

Hvis jeg skal beskrive hele Ayurveda, vil det bli en bok på 1000 sider og du vil ikke forstå noe. Derfor holder jeg mine erfaringer foran deg på det enkleste språkct.

Det er tre grunner til å ha Vata-ubalanse. Den første er akkumulert skitt i kroppen. Når vi spiser feil mat og at feil mat ikke kommer ut av kroppen og blir lagret i tarmene våre. Denne skitten fortsetter å generere luft igjen og igjen. For å håndtere dette problemet, må vi rense kroppen vår. Følg denne metoden for rengjøring, gjør klyster to ganger de første syv dagene. I de neste syv dagene bør klyster gjøres bare én gang, det vil si hver morgen. Jeg har brukt ordet Klyster mange ganger, kanskje noen vet ikke om Klyster, så jeg beskriver det på denne måten. Klyster er en boks. I hvilken opptil 1500 ml vann kan fylles. Røret er koblet til boksen fra den ene siden og fra den andre siden må settes inn i anus. På denne måten kommer vann ned i tykktarmen vår. Hold nå vannet i 5 minutter. Vann myker opp den harde avføringen og trekker ut avføringen som har vært frossen i mange år. Ikke bli overrasket, avføringen hadde samlet seg i mange år. Du er syk på grunn av dette frosne rotet. Klyster er også en gave fra Ayurveda, i Ayurveda heter det Vasti Kriya. Temperaturen på vannet du skal legge i den skal være jevn, det vil si verken for kaldt eller for varmt. Ha en grønn juice om morgenen. Grønn juice renser hele fordøyelseskanalen. Spis kun frukt og salater hele dagen. Blant fruktene er papaya bra for magen. Hvis det er surhet, så ikke spis sitrusfrukter som appelsin, mandarin, sitron osv. Det er ikke helseskadelig, men for de hvis surhet irriterer dem, dvs. uro. Stopp forbruket av frokostblandinger. Spis frukt og salater hele dagen. Kok og spis hirse på én gang om natten. Ikke bruk temperering og krydder i hirse. På denne måten vil kroppen bli fullstendig renset.

Den andre hovedårsaken til gassdannelse er gassdannende mat som rajma, alle typer belgfrukter, gram, potet, kål, blomkål, reddik, melk og all hurtigmat, ting laget av maida, ting laget av grammel. Jeg vil gjerne instruere strengt hvis du er plaget av gass og hvis du bruker noen av disse tingene, vil det garantert dannes gass.
Den tredje årsaken til gassdannelse er tørrhet i kroppen. Dette skjer bare i en situasjon, når vi renser kroppen helt. Nå skal du ikke sitte hvor som helst og tenke at ved å rense kroppen, vil tørrheten

komme, ellers vil du aldri kunne komme deg i livet. Det er veldig viktig å rense kroppen. Vi har våpenet til å rydde opp i uhøfligheten. Og bare erfarne mennesker vil kjenne dette våpenet. For å fjerne tørrhet, når du koker hirse om natten, tilsett to til tre skjeer ghee og spis den. Denne gheen skal bare spises i 10-12 dager sammenhengende. Slutt å konsumere ghee etter det. Ghee-arbeidet er over.

Kjære lesere, denne kunnskapen er veldig verdifull, det er kunnskapen om mine erfaringer. Du vil ikke få det noe annet sted, så merk det nøye og bruk det i livet. Så tre hovedårsaker til denne gassdannelsen. Hvis du følger denne metoden vil du definitivt vinne på gassen.

Det er hovedsakelig to til tre hovedårsaker til dannelsen av Pita, dvs. surhet. Den første hovedårsaken er gass. Du må tenke på hvordan gass kan lage syre. men det er sant. Alt jeg forteller er kunnskap om erfaring. Personen hvis gass blir bortskjemt og han ikke klarer å fjerne gassen. Gassen hans fortsetter å sirkulere gjennom hele kroppen.

Den samme gassen kommer inn i den roterende magen. Magen kjenner at det har kommet noe fordøyelig og magen begynner å frigjøre syre. På denne måten, selv om du ikke spiser noe, dannes det syre i magen. Derfor, hvis syre begynner å dannes på tom mage, ødelegger det det øvre laget av magen. Leger kaller disse tilstandene som gastritt og H Pylori-infeksjon. Det er ingenting annet enn surhet som ødelegger magen din dag for dag. Jeg har jobbet i dette feltet de siste to årene, og jeg har hundrevis av tilfeller relatert til dette problemet, der folk har spist H Pylori Kit fire ganger, men problemet deres var der. Men ved å endre kostholdet ditt gjennom denne enkle dietten, kontrollerte du bare surheten din og eliminerte helt Gastric, H Pylori. Jeg vil gjerne nevne en av disse sakene, som jobber i det indiske marineteamet. Han led av dette problemet i mange år. Han brukte lakhs av rupier og gikk rundt på mange store og store sykehus. De dagene jeg snakket med ham, var han fortsatt på sykehuset. Han hadde ikke forlatt noen metode. Det være seg Allopati, Ayurveda, Homeopati etc. I allopati hadde han spist H Pylori Kit mange ganger. Under samtalen forklarte jeg ham roten til problemet. Fordi jeg selv hadde møtt dette problemet, så jeg kjente også hele historien om det. Han begynte å følge dietten og er helt frisk i dag. Faktisk forstår vi mat veldig lett, vi glemmer at denne kroppen er laget av den maten. Så kroppen vil bli som maten du tar. Det er mange mennesker som har blitt kvitt dette problemet ved å endre kostholdet. Det er bare et spørsmål om i går at en person som bor i Australia har det samme problemet. Har fulgt denne dietten de siste halvannen månedene, og de har fått lindring på opptil 70-80%. Han valgte denne dietten selv, han var sliten fra alle steder. Han har tatt alle medisinene. Sist gang han ble matet med H Pylori Kit, klarte han å fullføre det bare i tre dager. Reaksjonen til denne medisinen var slik at hjerteslag økte og han begynte å gå ut på egenhånd. Nå ønsker de ikke å se tilbake som Allopati-medisiner. Slik han har blitt frisk på halvannen måned, har han fått en idé om at hvis han følger denne dietten i 8-10 måneder, så blir han helt fin.

Når vi snakker om reaksjonen til H Pylori-settet, er det et annet tilfelle, det er etter tre til fire dager siden han jobber i et multinasjonalt selskap fra Gurgaon. Han sa at jeg har blitt matet med Doctor H Pylori Kit mange ganger. Hvis han besøkte en annen lege, skrev han også den samme medisinen, nå sier han at jeg skal dø men jeg skal ikke spise denne medisinen. Fordi reaksjonen til denne medisinen er så alvorlig at det ikke er lett å bære den. Faktisk er en av disse medisinene Clarithromycin, det er bare Culprit. I det H Pylori-settet er det en reaksjon på grunn av denne medisinen. Når han snakker om Australia, må han si. Hjertet mitt er fortsatt ikke så normalt som før.

Mat er den tredje hovedårsaken til forverringen av pitta. Maten som lager surhet er melk og alle slags belgfrukter. Legg merke til at jeg ikke har nevnt alkohol og ikke grønnsaker noe sted, fordi jeg allerede har antatt at ikke grønnsaker er noe for oss å spise, og alkohol er heller ikke noe vi drikker. Derfor vil de ikke bli nevnt noe sted. Hvorfor skal jeg snakke om det som ikke er maten og drikken vår? Den neste tingen som forårsaker syre er te og kaffe. Begge disse lager enorme syrer. Legg merke til dem og behold dem. Så lenge du ikke lider av surhet, så spiser du melk og belgfrukter ved å trykke, det er ikke noe problem, men så fort surheten din blir dårligere, begynner begge to også å lage syre. Forbruket av alle disse bør stoppes i surhet.

En annen erfaring knyttet til pitta vil jeg gjerne dele med deg at hvis vannet i ditt sted ikke er riktig, så vil dette vannet gjøre jobben med å lage surhet. Kok opp vann og drikk det. Hvis du følger dietten nevnt av meg, vil det ikke være nødvendig å ta vann separat i den, frukt og salater inneholder kun 95% vann.

Det er ikke nødvendig å behandle gass og surhet separat. Herder du selve gassen, vil surheten herdes automatisk. Fordi surhet er assosiert med selve gassen. Ja det tar tid. Derfor må du tåle litt surhet i tiden det tar. Så snart du starter dietten, vil surheten din reduseres til 70-80%. Du kan bruke indisk Mishri i dette, når du føler en brennende følelse. Mishri reduserer surheten umiddelbart. Det tar 7-8 måneder for surhet å bli fullstendig kurert av denne dietten, som min egen erfaring, så ikke forhaste deg og følg dietten med full oppriktighet. På denne måten, hvis du fortsetter å følge dietten med full oppriktighet, vil din gamle kropp komme tilbake. Vær spesielt oppmerksom på en ting, når surheten blir gammel, så følger kroppen den som en regel og samtidig som det lages syre i dag vil den lage syre i morgen samtidig, på denne måten stiger syren over maten , Og automatisk begynner kroppen å lage syre. Under disse omstendighetene begynner selv negative tanker å bli sure, jeg forteller deg alt dette fra mine egne erfaringer. Bare vit dette at alle problemene er kurert, ikke tro at denne syren vil vare livet ut. I dag har jeg ikke bare min erfaring, men også erfaringen til tusenvis av andre mennesker. Jeg jobber med dette feltet de siste to årene.

Kosthold er der, har jeg diskutert i detalj i de forrige kapitlene.

Så langt har jeg snakket om to doshaer av Ayurveda, hvis du kan kontrollere disse doshaene så tro meg at du vil kontrollere 70-80% sykdommer i verden.

Nå skal vi diskutere om Kapha, den tredje doshaen til Ayurveda.

Kapha- Viskøs, kald, tung, alifatisk, søt. Alle disse er egenskapene til Kapha. Hvis Kapha skal kureres, så må ting med motsatte egenskaper spises. Hvis du spiser mer søtsaker, vil slimet øke. Selv om du spiser kaldt, vil slimet øke. Å spise ghee vil øke slimet. Selv om du drikker melk, vil den vokse. Så ikke konsumer dem i tilfelle økt slim. Kroppen skal holdes tom. Varm drikke bør drikkes, hvori nellik, sort pepper, etc. Astringerende og krydret ting bør konsumeres. Fordi kvaliteten på Kapha er søt, og det motsatte av søtt er krydret og snerpende. Bitter gourd juice og stikkelsbær bør konsumeres. Ved å konsumere røkelse smelter slimet og det kommer ut av kroppen. Kapha er kald og sol er varm, og dermed er de motsatte av hverandre. Det var en slags helbredelse. Den samme dietten vil fungere ved hostesykdommer som jeg har fortalt for gass og surhet. Bare her må du bruke intelligensen din litt fordi kvaliteten på slim og gass er kald og kvaliteten på syre er varm. Hvis du starter denne dietten om vinteren, kan hirse spises mer. Hvis du starter denne dietten om sommeren, spis frukt og salater hele dagen og spis hirse en gang om natten. Hvis det er noe problem med å spise frukt og salater i problemet med slim, kan du ta Millets to eller tre ganger. Det er forresten ikke noe problem, for de siste to årene har mange mennesker kurert sine slimrelaterte problemer gjennom denne dietten.

Så dette var min erfaring med å balansere Vata, Pitta og Kapha dosha som jeg delte med deg.

Ritucharya (sesong)

I følge Ayurveda og min erfaring kan vi ikke spise den samme maten hele året. Fordi ilden som fordøyer maten sitter inne i oss, forblir den ikke den samme hele året, så hvordan kan vi spise den samme maten hele året. Jeg har en opplevelse, i regntiden blir brannen min veldig mindre. Appetitten min avtar også tilsvarende. Jeg reduserer mengden mat. Hvis jeg ikke gjør dette, er jeg sikker på å bli syk. Bare denne lille forskjellen gjør en person syk og frisk. En klok mann spiser alltid etter sin ild og sult. Men en uvitende person i henhold til klokken, i henhold til mengden servert på tallerkenen, og hvis maten er velsmakende, vil han spise den selv med en slurk.

Det regner i disse månedene juli, august, september. Og dette er også måneden for syre. Problemet med surhet er mer i disse månedene. Du må huske at problemene mine ble verre i august 2018 og det var surhet. Kunne ikke gjenkjenne den surheten. For før dette har jeg aldri møtt problemer i livet, surhet og forstoppelse, jeg visste ikke engang hva det er. Ayurveda aksepterer også at Pitta akkumuleres i løpet av disse månedene.

På samme måte, om vinteren, øker slimet og blir deformert. Deformiteten vil oppstå når du tar hosteforsterkende gjenstander. Hvis du tar mat med motsatte kvaliteter av Kapha, vil Kapha forbli jevn. Men ikke når vi skal spise det, når vi vil ha kunnskap om at hvilke doshas øker i hvilke årstider og med hvilken mat disse defektene reduseres. Derfor spiser en klok mann med måte og holder sine feil i balanse, og forblir dermed sunn hele livet.

Dincharya (daglig rutine)

Akkurat som doshaene avtar og øker i forskjellige årstider, forblir ikke alle dagens doshaer de samme. Jeg husker at det var en tid da magen min pleide å blåse seg opp som en ballong. Tiden for flatulens pleide å være mellom klokken 4 og 6. Vindens tid er dagens siste vakt, og nattens siste vakt. Pitta-tiden er midt på ettermiddagen og midnatt. Jeg vil gjerne dele en hendelse her også. Du vil huske at jeg hadde nevnt et sted hvordan jeg pleide å stå opp midt på natten og spise mat. Vel, hvem som spiser ved midnatt, det var min tvang å spise mat. Ikke at jeg pleide å gjøre det av hobby. Ved midnatt begynte det å danne seg surhet i magen, og han pleide å ta mat for å undertrykke og roe den samme pitta. Noen ganger drakk jeg også kald kald melk. Så det er helt sant at tidspunktet for Pitta er midt om det er midt på dagen eller midt på natten.

Kaphas tid er begynnelsen av dagen og begynnelsen av natten, det vil si morgen og kveld. På denne måten, når vi kommer til å vite at når på dagen, hvilken dosha øker eller reduseres, vil du spise i henhold til disse defektene.

Jeg vil ikke snakke om ayurvediske medisiner fordi min erfaring er at frukt og grønnsaker har alle medisinske egenskaper. Jeg har kurert alle sykdommene mine ved kun å spise frukt, salater og hirse. Og nå er erfaringen til tusenvis av andre mennesker også lagt til denne opplevelsen min. Fordi jeg jobber med dette feltet de siste to årene. Merk at jeg ikke forteller at ayurvediske medisiner skal være ubrukelige. Hvis man ønsker, kan man også konsumere dem, fordi ayurvediske medisiner er helt naturlige, naturens gave, og naturlige midler er gunstige.

Langhanam Param Aushadham (faste er den beste medisinen)

Langhanam betyr faste. Det sies i Ayurveda at Langhanam Param Aushadhaam, det vil si faste er den største medisinen. Og dette er også sant. Man har sett at folk spiser mat uten sult. Kroppen trenger ikke mat, men spiser den likevel. Ser på klokken og spiser. Man må spise tre ganger på en hel dag enten det er sult eller ikke. Det er også en hovedrot til sykdommer. Når maten spises uten sult, er gastritten allerede bremset ned, og når maten spises uten sult, blir den langsommere. Vi stopper ikke her, men nå er det snacks også, te, samosa, jalebi, kjeks, namkeen chips etc. Alt dette spises separat etter pressing tre ganger om dagen. Slik fungerer kroppen vår 24 timer i døgnet. Mens bortsett fra enkelte deler av kroppen, trenger alle andre organer hvile. La oss forstå gjennom et eksempel. Anta at du er sjåfør og la meg fortelle deg at du skal kjøre kontinuerlig de neste tre dagene. Du bør ikke engang sove i løpet av disse tre dagene. Det er alle muligheter for at du vil gjøre en bilulykke. Det samme er tilfellet med delene av kroppen vår. De trenger også hvile. Langhanam betyr faste som gir hvile. Helbredelsesprosessen akselereres under Langhanam. Ekstra glukose absorberes. Det ekstra fettet begynner å smelte. Det som er ekstra i kroppen, balanserer Langhanam det. Jeg tar spesielt vare på Langhanam. Utformingen av kostholdet mitt er slik at det blir hoppet over i selve dietten. Frukt, salater og hirse fordøyes veldig raskt. På denne måten, når ting fordøyes raskt, vil kroppen forbli tom resten av tiden og oppfylle sine helbredelser og rette opp ubalansene.

Klyster

Klyster, som jeg allerede har beskrevet i detalj. Klyster er gave fra Ayurveda, som vi nå kjenner under dette navnet i moderne tid.

Triphala

Triphala består av tre frukter. Amla, Haran og Bahera. Den bør brukes i dette forholdet Amla 3-forhold, Haran 2-forhold og Bahera 1-forhold. Dette forholdet er for rengjøring av magen. Det er en beskrivelse av ulike proporsjoner i ulike sykdommer i Ayurveda. Amla er en av få frukter i verden, der det finnes totalt fem juicer. Smaken av Amla, Haran og Bahera ser nesten lik ut. Triphala fungerer som et rensemiddel. Det renser fra fordøyelseskanalen til nervene.

Men klyster, grønn juice, frukt, salat og hirse gjør det samme i kostholdet mitt. Så det er ikke behov for Triphala. Likevel, hvis noen vil ta det, kan han ta det, for det er helt naturlig.

Detaljert informasjon om hirse

Her vil vi få følgende informasjon om Hirse

Hva er Millet, hva er fordelene, hvor mange typer er det totalt, og navn på engelsk.

Hirse er kornet i vårt eget land. Som ble spist i overflod i alle delstater i India for rundt 40 år siden. Men nå er det bare et svært begrenset antall mennesker som bruker det. På grunn av hvilket dette kornet som om det hadde forsvunnet. Men helsemessig er det mange ganger bedre enn ris og hvete. Jeg berømmer den først etter å ha konsumert den direkte. Jeg har gjort veldig dype undersøkelser på dette kornet. Dere vet alle at jeg bare spiser hirse i frokostblandinger. Fiber er i balansert mengde i hirse fra ca. 7% til 12%. Det er veldig viktig å ha fiber i maten vår fordi fiber ikke bare renser nervene, men også fordøyelseskanalen. Vi vet godt at 80-90 % av verdens sykdommer går gjennom magen. Hirse tar vare på magen. Uansett hvilke andre korn vi spiser, er mengden fiber i dem svært mindre eller bare nominell. For eksempel er det bare 0,2 % fiber i ris og 1,2 % fiber i hvete. Vi fjerner også fiberen som er i hveten ved å flytte den gjennom en sil. Her snakker jeg om kli. Brød spist uten kli setter seg fast i tarmene våre. Og det er her sykdommen begynner. Dette er roten til gass, surhet og forstoppelse.

Hirse er et ikke-surt korn. Personen som har surhet bør ta hirse i stedet for hvete. Hver matvare har sin egen Tasheer. Tasheer betyr at det vil gå inn i kroppen og skape varme, forbli jevnt eller gi kjølighet. Selv om forskjellen er liten og en sunn person kanskje ikke engang føler denne forskjellen, men for en uvel person er denne forskjellen som en stor.

Det fine med hirse er at den også kontrollerer blodsukkeret. Den er i stand til å gjøre dette på grunn av fiberen. Siden den er en balansert mengde fiber, frigjør den glukose sakte. På grunn av hvilket mengden sukker i blodet ikke forblir høy. Jeg har mange etuier tilgjengelig som har sukkerkontrollert gjennom Millet. I dag er alle disse menneskene fri for sukkermedisiner. En ting til må huske på, som gjør resultatet enda bedre, før du spiser Hirse, spis 200 til 250 gram salat. Vi har sett at de som spiste salat med hirse, deres sukker ble kontrollert bedre enn de som bare spiste hirse.

Hirse finnes hovedsakelig i 9-10 typer i vårt land. Men jeg skal bare snakke om fem hirse. Fordi mengden fiber i disse fem hirse er litt høyere enn resten. Det er henholdsvis som følger. 1. Brun topp (grønn Kangni), 2. revehale (Kangni), 3. Kodo (Kodra) 4. Little (Kutki), 5. Barnyard (Sanwa)

Bløtlegg i 8 timer før du lager hirse. Den fordøyes godt ved å bløtlegge mat, fordi den har en god mengde fiber, så bløtlegging er veldig viktig. Etter bløtlegging, gjør det som ris og konsumer det. Bytt på denne måten ut hvete og ris helt med hirse.

Økologiske peanøtter

Min viktigste kilde til protein og fett er peanøtter. Bløtlegg den i vann i åtte timer, og konsumer den deretter, den beste tiden å konsumere den er etter middag. Ikke spis det tidlig om morgenen fordi det er veldig tungt å fordøye. Derfor, konsumer det først etter 8-10 måneder etter å ha startet dietten. Etter åtte til ti måneder med slanking blir fordøyelsessystemet veldig sterkt. Hvis fordøyelsessystemet er sterkt, kan han konsumere det så snart han starter dietten. Peanøtter inneholder 50 % fett av høy kvalitet og 25 % høye nivåer av protein. Proteinet som er tilstede i det er på nivå med melk og kjøtt. Det kan også konsumeres av personer som lider av sukker, fordi mengden karbohydrater i det er mindre. En annen funksjon som jeg og andre diettfølgende har lagt merke til er at den blir renset tykktarmen veldig godt etter å ha spist den.

Spiritualitet, Bhagavad Gita og oppnåelsen av Bhagavad Gyan

Denne boken representerer meg virkelig. Uansett hvilken kunnskap som finnes i meg, hva enn jeg har lært i livet ved Guds nåde, vil jeg inkludere alt i denne boken. Enten det er relatert til mat, til ayurveda eller til spiritualitet.

Uansett hva vi diskuterte nå var kunnskapen om å holde den fysiske kroppen i orden. Nå skal vi snakke om å kontrollere den subtile kroppen, dvs. sinn, intellekt og sanser. Kroppen vår er ikke bare en fysisk kropp. I sin essens er den subtile kroppen og sjelen også forbundet. Alle disse utgjør et menneske. Sykdom kommer ikke bare i den fysiske kroppen, men også i den subtile kroppen. Dette kapittelet vil snakke om å holde den subtile kroppen sunn. Denne sykdommen kalles et psykologisk problem på dagens språk. Dette problemet er i sinnet. Denne sykdommen er ingenting annet enn bare frykt. Frykt oppstår av uvitenhet, hvis vi har kunnskap, vil frykten vår også ta slutt. Dette kapittelet handler kun om kunnskap. Denne kunnskapen om sannhet er ikke min. Denne kunnskapen er sagt av Herren selv. I dette kapittelet vil jeg forklare deg den samme kunnskapen på et enkelt språk. Grunnen til frykten som oppstår i tankene våre er at vi ikke har kunnskap om vår egen natur. Hvor kommer vi fra, hvor skal vi gå etter å ha forlatt dødskroppen? Hva er vår hensikt på denne jorden? Finnes det en verden utenfor dette? Er det noen enda kraftigere? Hvis alle disse spørsmålene blir besvart, vil sinnet vårt være i fred. Det vil være tilfredsstillelse i sinnet og du vil kunne gjøre arbeidet ditt på en rolig måte. I dette kapittelet vil vi også snakke om meditasjon sammen med kunnskapen om Gud. Det er nødvendig å gjøre begge disse sammen, det er min erfaring.

Kjære lesere, jeg har tatt med noen vers fra Bhagavad Gita i livet mitt. Disse versene har blitt memorert. Jeg synger dem hver dag. Det er også gjort dyp meditasjon på disse versene. Med denne kunnskapen har jeg blitt forvandlet og livet ditt vil også bli forandret. Livet mitt har endret seg, så jeg inkorporerer denne kunnskapen i denne boken. Med denne kunnskapen om Gud har jeg funnet svaret på alle livets spørsmål. Det er ikke noe slikt spørsmål i denne verden som Gud ikke har besvart i Bhagavad Gita. Helt siden jeg har tilegnet meg denne kunnskapen, er jeg ikke sittende fast noe sted i livet mitt. Ofte blir vi sittende fast mange steder. Ute av stand til å ta avgjørelser under visse omstendigheter. Kan ikke engang skille mellom rett og galt. Men hvis du har kunnskap om Gud, vil du ta avgjørelsen i en håndvending. Det er to ting i denne materielle verden, en virkelighet og den andre maya. Fram til i dag har vi alle vurdert Maya som virkeligheten, og vi hadde ingen kunnskap om hva som er virkeligheten. Dette er årsaken til vår sorg. Lidelse er ingenting annet enn all elendighet oppstår av denne uvitenheten. Etter denne kunnskapen vil du kunne kjenne forskjellen mellom virkelighet og maya. Med denne nøyaktige kunnskapen vil alle dine sorger ta slutt.

En ting jeg har lagt merke til er at vi ikke bare i India, men over hele verden behandler bare den fysiske kroppen. Alle sykehusene, klinikkene behandler kun den fysiske kroppen. Dette er grunnen til at vi ikke får fullt utbytte. På den ene siden får vi behandling og på den andre siden spiser vi piller mot depresjon og søvnløshet. Å kontrollere sinnet og kurere sinnet vil ikke bli gjort av disse pillene. Søvn kommer ikke fra piller. Hvis du får søvn etter å ha tatt en pille i dag, vil du etter 4 måneder få søvn etter å ha tatt 2 piller. For nå virker ikke dosen av en pille. På denne måten vil mengden fortsette å øke, hvor mange piller vil du spise. Derfor er det veldig viktig å ha kunnskap om den ultimate sannheten. For etter å ha kjent den ultimate sannheten, trengs ingen medisin lenger.

Bhagwat Gita - Noen vers

na jāyate mriyate vā kadāchin
nāyaṁ bhūtvā bhavitā vā na bhūyaḥ

organisasjon nityaḥ śhāśhvato 'yaṁ

purāṇo
na hanyate hanyamāne śharīre - 2.20

Sjelen blir verken født, og den dør heller aldri; og etter å ha eksistert en gang, slutter det aldri å være. Sjelen er uten fødsel, evig, udødelig og tidløs. Det blir ikke ødelagt når kroppen blir ødelagt.

vāsānsi jīrṇāni yathā vihāya

navāni gṛihṇāti naro 'parāṇi

tathā śharīrāṇi vihāya jīrṇānya
nyāni sanyāti navāni dehī - 2.22

Når en person kaster av seg utslitte klær og har på seg nye, kaster sjelen også ved dødsfallet av seg sin utslitte kropp og går inn i en ny.

nainaṁ chhindanti śastrāṇi nainaṁ dahati

pāvakaḥ

na chainṁ kledayantyāpo na śhoṣhayati

mārutaḥ - 2.23

Våpen kan ikke knuse sjelen, og ild kan heller ikke brenne den. Vann kan ikke fukte den, og vinden kan heller ikke tørke den.

achchhedyo 'yam adāhyo 'yam akledyo 'śhoṣhya eva cha
nityaḥ sarva-gataḥ sthāṇur achalo 'yaṁ sanātanaḥ -

Sjelen er uknuselig og ubrennbar; den kan verken fuktes eller tørkes. Den er evig, på alle steder, uforanderlig, uforanderlig og primordial.

karmaṇy-evādhikāras the mā phaleṣhu kadāchana

av karma-phala-hetur bhūr av saṅgo

'stvakarmaṇi - 2,47

Du har rett til å utføre dine foreskrevne plikter, men du har ikke rett til fruktene av dine handlinger. Ikke betrakt deg selv som årsaken til resultatene av aktivitetene dine, og vær heller ikke knyttet til passivitet.

yoga-sthaḥ kuru karmāṇi saṅgaṁ tyaktvā dhanañjaya

siddhy-asiddhyoḥ samo bhūtvā samatvaṁ yoga uchyate - 2,48

Vær standhaftig i utførelsen av din plikt, O Arjun, og forlat tilknytningen til suksess og fiasko. Slik likevekt kalles Yog.

yaḥ sarvatrānabhisnehas tat tat prāpya śhubhāśhubham

nābhinandati na dveṣḥṭi tasya prajñā

pratiṣḥṭhitā - 2.57

En som forblir ubundet under alle forhold, og verken gleder seg over hell eller motløs av trengsel, han er en vismann med fullkommen kunnskap.

yadā sanharate chāyaṁ kūrmo 'ṅgānīva

sarvaśaḥ

indriyāṁīndriyārthebhyas tasya prajñā

pratiṣhṭhitā - 2.58

En som er i stand til å trekke sansene fra objektene sine, akkurat som en skilpadde trekker lemmene inn i skallet, er etablert i guddommelig visdom.

dhyāyato viṣhayān puṁsaḥ saṅgas

teṣhūpajāyate

saṅgāt sañjāyate kāmaḥ kāmāt krodho

'bhijāyate 2.62

Mens man kontemplerer på sanseobjektene, utvikler man tilknytning til dem. Tilknytning fører til begjær, og fra begjær oppstår sinne.

krodhād bhavati sammohaḥ sammohāt

smṛti-vibhramaḥ

smṛti-bhranśhād buddhi-nāśho buddhi-

nāśhāt praṇaśhyati -2,63

Sinne fører til tåkelegging av dømmekraft, noe som resulterer i forvirring av hukommelsen. Når minnet er forvirret, blir intellektet ødelagt; og når intellektet blir ødelagt, blir man ødelagt.

rāga-dveṣha-viyuktais tu viṣhayān

indriyaiśh charan

ātma-vaśhyair-vidheyātmā prasādam

adhigachchhati - 2.64

Men en som kontrollerer sinnet og er fri fra tilknytning og aversjon, selv mens han bruker sansenes gjenstander, oppnår Guds nåde.

indriyāṇāṁ er sinnets karakteristikk

tadasya harati prajñāṁ vāyur nāvam

ivāmbhasi - 2.67

Akkurat som en sterk vind feier en båt av sin charterkurs på vannet, kan til og med en av sansene som sinnet fokuserer på lede intellektet på villspor.

āpūryamāṇam achala-pratiṣhṭhaṁ

samudram āpaḥ praviśhanti yadvat

tadvat kāmā yaṁ praviśhanti sarve

sa śhāntim āpnoti na kāma-kāmī - 2,70

Akkurat som havet forblir uforstyrret av den uopphørlige strømmen av vann fra elver som smelter inn i det, på samme måte oppnår vismannen som er uberørt til tross for strømmen av ønskelige gjenstander rundt seg fred, og ikke personen som streber etter å tilfredsstille ønsker.

vihāya kāmān yaḥ sarvān pumānśh

charati niḥspṛhaḥ

nirmamo nirahankāraḥ sa śāntim

adhigachchhati - 2.711

Den personen, som gir opp alle materielle ønsker og lever fri fra en følelse av grådighet, eierskap og egoisme, oppnår perfekt fred.

prakṛiteḥ kriyamāṇāni guṇaiḥ karmāṇi

sarvaśhaḥ

ahankāra-vimūḍhātmā kartāham iti

manyate - 3.27

Alle aktiviteter utføres av de tre modi av materiell natur. Men i uvitenhet tenker sjelen, lurt av falsk identifikasjon med kroppen, på seg selv som den som gjør det.

śhreyān swa-dharmo viguṇaḥ para-

dharmāt sv-anuṣhṭhitāt

swa-dharme nidhanaṁ śhreyaḥ para-

dharmo bhayāvahaḥ 3.35

Det er langt bedre å utføre ens naturlige foreskrevne plikt, selv om den er preget av feil, enn å utføre en annens foreskrevne plikt, men perfekt. Faktisk er det å foretrekke å dø i utførelsen av ens plikt enn å følge en annens vei, som er full av fare.

kāma eṣha krodha eṣha rajo-guṇa-

samudbhavaḥ
mahāśhano mahā-pāpmā viddhyenam iha

vairiṇam

Den Høyeste Herre sa: Det er begjær alene, som er født av kontakt med lidenskapens modus, og senere forvandlet til sinne. Kjenn dette som den syndige, altoppslukende fienden i verden.

indriyāṇi mano buddhir asyādhiṣhṭhānam

uchyate
etair vimohayatyeṣha jñānam āvṛitya

dehinam 3.40

Sansene, sinnet og intellektet sies å være grobunn for begjær. Gjennom dem skygger det ens kunnskap og bedrar den legemliggjorte sjelen.

imaṁ vivasvate yogaṁ proktavān aham

avyayam
vivasvān manave prāha manur
ikṣhvākave 'bravīt

4.01

Den øverste Herren Shree Krishna sa: Jeg lærte denne evige vitenskapen om Yog til solguden, Vivasvan, som ga den videre til Manu; og Manu instruerte det på sin side til Ikshvaku.

vīta-rāga-bhaya-krodhā man-mayā mām

upāśhritāḥ
bahavo jñāna-tapasā pūtā mad-bhāvam
āgatāḥ - 4.10

Ved å være fri fra tilknytning, frykt og sinne, bli fullstendig oppslukt av Meg og søke tilflukt til Meg, ble mange personer i fortiden renset av kunnskap om Meg, og oppnådde dermed Min guddommelige kjærlighet.

tyaktvā karma-phalāsaṅgaṁ nitya-tṛpto

nirāśhrayaḥ
karmaṇyabhipravṛritto 'pi naiva
kiñchit karoti saḥ - 4.20

Slike mennesker, som har gitt opp tilknytning til fruktene av handlingene sine, er alltid fornøyde og ikke avhengige av ytre ting. Til tross for at de engasjerer seg i aktiviteter, gjør de ingenting i det hele tatt.

nirāśhīr yata-chittātmā tyakta-sarva-

parigrahaḥ śhārīram kevalam karma

kurvan nāpnoti kilbiṣham - 4.21

Fri fra forventninger og følelsen av eierskap, med sinnet og intellektet fullt kontrollert, pådrar de seg ingen synd selv om de utfører handlinger av kroppen.

yadṛichchhā-lābha-santuṣhṭo dvandvātīto

vimatsaraḥ

samaḥ siddhāvasiddhau cha kṛitvāpi na

nibadhyate - 4.22

Tilfreds med hvilken som helst gevinst som kommer av seg selv, og fri for misunnelse, er de utenfor livets dualiteter. Ettersom de er likestilt i suksess og fiasko, er de ikke bundet av handlingene sine, selv når de utfører alle slags aktiviteter.

apāne juhvati prāṇam prāṇe 'pānam

tathāpare

prāṇāpāna-gatī ruddhvā prāṇāyāma-

parāyaṇāḥ

niyatāhārāḥ prāṇān prāṇeṣhu juhvati
dukker opp
sarve 'pyete yajña-vido yajña-kṣhapita-

kalmaṣhāḥ

Atter andre tilbyr som offer det utgående pusten i det innkommende pusten, mens noen tilbyr det innkommende pusten inn i det utgående pusten. Noen praktiserer møysommelig prāṇāyām og begrenser innkommende og utgående åndedrag, rent absorbert i reguleringen av livsenergien. Atter andre begrenser matinntaket og tilbyr pusten inn i livsenergien som et offer. Alle disse offerkynnerne blir renset for sine urenheter som et resultat av slike forestillinger.

yaj jñātvā na punar moham evaṁ yāsyasi

pāṇḍava -

he bhūtānyaśheṣheṇa

drakṣhyasyātmanyatho mayi - 4.35

Ved å følge denne veien og ha oppnådd opplysning fra en Guru, O Arjun, vil du ikke lenger falle i villfarelse. I lys av den kunnskapen vil du se at alle levende vesener bare er deler av det Høyeste, og er i Meg.

api ched asi pāpebhyaḥ sarvebhyaḥ pāpa-

kṛt-tamaḥ

sarvaṁ jñāna-plavenaiva vṛjinaṁ

santariṣhyasi - 4.36

Selv de som anses som den mest umoralske av alle syndere, kan krysse dette havet av materiell eksistens ved å sette seg i båten av guddommelig kunnskap.

śhraddhāvānllabhate jñānaṁ av paraḥ

sanyatendriyaḥ

jñānaṁ labdhvā parāṁ śhāntim

achireṇādhigachchhati -4.39

De hvis tro er dyp og som har øvd på å kontrollere sinn og sanser, oppnår guddommelig kunnskap. Gjennom slik transcendental kunnskap oppnår de raskt evig og suveren fred.

jitātmanaḥ praśhāntasya paramātmā

samāhitaḥ

śhītoṣhṇa-sukha-duḥkheṣhu tathā

mānāpamānayoḥ - 6.7

Yogiene som har erobret sinnet hever seg over dualitetene kulde og varme, glede og sorg, og ære og vanære. Slike yogier forblir fredelige og standhaftige i sin hengivenhet til Gud.

ananya-chetāḥ satataṁ yo māṁ smarati

nityaśhaḥ

tasyāhaṁ sulabhaḥ pārtha nitya-yuktasya

yoginaḥ - 8.14

O Parth, for de yogiene som alltid tenker på Meg med eksklusiv hengivenhet, er Jeg lett oppnåelig på grunn av deres konstante absorpsjon i Meg.

mayā tatam idaṁ sarvaṁ jagad avyakta-mūrtinā

mat-sthāni sarva-bhūtāni na chāhaṁ

teṣhvavasthitaḥ - 9.4

Hele denne kosmiske manifestasjonen er gjennomsyret av Meg i Min umanifesterte form. Alle levende vesener bor i Meg, men Jeg bor ikke i dem.

na cha mat-sthāni bhūtāni paśhya me yogam aiśhwaram

bhūta-bhṛin na cha bhūta-stho mamātmā

bhūta-bhāvanaḥ - 9.5

Og likevel, de levende vesenene blir ikke i Meg. Se mysteriet til Min guddommelige energi! Selv om jeg er skaperen og opprettholderen av alle levende vesener, er jeg ikke påvirket av dem eller av materiell natur.

patram pushpam phalam toyam yo me bhaktyā prayachchhati

tadaham bhaktyupahṛitam aśhnāmi prayatātmanaḥ - 9.26

Hvis man tilbyr Meg med hengivenhet et blad, en blomst, en frukt eller til og med vann, tar jeg herlig del i den gjenstanden som tilbys med kjærlighet av Min hengivne i ren bevissthet.

man-manā bhava mad-bhakto mad-yājī mām namaskuru

mām evaiṣhyasi yuktvaivam ātmānam mat-parāyaṇaḥ - 9.34

Tenk alltid på Meg, vær hengiven til Meg, tilbe Meg, og hyll Meg. Etter å ha dedikert ditt sinn og kropp til Meg, vil du helt sikkert komme til Meg.

aham ātmā guḍākeśha sarva-bhūtāśhaya-sthitaḥ

aham ādiśh cha madhyaṁ cha bhūtānām
anta eva cha - 10.20

O Arjun, jeg sitter i hjertet av alle levende vesener. Jeg er begynnelsen, midten og slutten av alle vesener.

daṇḍo damayatām asmi nītir asmi
jigīṣhatām
maunaṁ chaivāsmi guhyānāṁ jñānaṁ
jñānavatām aham

Jeg er rett og slett straff blant midler for å forhindre lovløshet, og riktig oppførsel blant dem som søker seier. Blant hemmeligheter er jeg taushet, og i de vise er jeg deres visdom.

Yach chāpi sarva-bhūtānāṁ bījaṁ tad
aham, O Arjuna
na tad asti vinā yat syān mayā bhūtaṁ
charācharam

Jeg er det genererende frøet til alle levende vesener, O Arjun. Ingen skapning som beveger seg eller ikke beveger seg kan eksistere uten Meg.

yad yad vibhūtimat sattvaṁ śhrīmad
ūrjitam eva vā

tat tad evāvagachchha tvaṁ mama tejo

'nśha-sambhavam

Uansett hva du ser på som vakkert, strålende eller mektig, vet at det kommer fra bare en gnist av Min prakt.

atha vā bahunaitena kiṁ jñātena

tavārjuna

viṣhṭabhyāham idaṁ kṛtsnam ekānśhena

sthito jagat

Hvilket behov er det for all denne detaljerte kunnskapen, O Arjun? Bare vit at ved en brøkdel av Mitt vesen, gjennomsyrer og støtter jeg hele denne skapelsen.

śrī-bhagavān uvācha

kalo 'smi loka-kṣhaya-kṛit pravṛiddho

lokān samāhartum iha pravṛittaḥ

ṛite 'pi tvāṁ na bhaviṣhyanti sarve

ye 'vasthitāḥ pratyanīkeṣhu yodhāḥ - 11.32

Den Høyeste Herre sa: Jeg er mektig Tid, kilden til ødeleggelse som kommer frem for å utslette verdener. Selv uten din deltakelse, vil krigerne som er oppstilt i den motsatte hæren slutte å eksistere.

*ye tv akṣharam anirdeśhyam avyaktaṁ
paryupāsate
sarvatra-gam achintyañcha kūṭa-stham
achalandhruvam
sanniyamyendriya-grāmaṁ sarvatra
sama-buddhayaḥ
te prāpnuvanti mām eva sarva-bhūta-hite
ratāḥ*

Men de som tilber det formløse aspektet av den absolutte sannhet – det uforgjengelige, det ubestemmelige, det umanifesterte, det altgjennomtrengende, det utenkelige, det uforanderlige, det evige og det ubevegelige – ved å begrense sansene sine og være likesinnede overalt, slike personer, engasjert i alle veseners velferd, oppnår også Meg.

*ye tu sarvāṇi karmāṇi mayi sannyasya
mat-paraḥ
ananyenaiva yogena māṁ dhyāyanta
upāsate
teṣhām aham samuddhartā mṛtyu-
saṁsāra-sāgarāt
bhavami na chirāt pārtha mayy āveśhita-
chetasām*

Men de som dedikerer alle sine handlinger til Meg, ser på Meg som det høyeste målet, tilber Meg og mediterer på Meg med eksklusiv hengivenhet, O Parth, Jeg befrir dem raskt fra havet av fødsel og død, for deres bevissthet er forent med Meg.

*mahā-bhūtāny ahankāro buddhir
avyaktam eva cha*

indriyāṇi daśhaikaṁ cha pañcha

chendriya-gocharāḥ

Aktivitetsfeltet er sammensatt av de fem store elementene, egoet, intellektet, den umanifestede urmaterien, de elleve sansene (fem kunnskapssanser, fem fungerende sanser og sinn), og sansenes fem objekter.

ichchhā dveṣhaḥ sukhaṁ duḥkhaṁ

saṅghātaśh chetanā dhṛitiḥ

etat kṣhetraṁ samāsena sa-vikāram

udāhṛitam

Begjær og aversjon, lykke og elendighet, kroppen, bevisstheten og viljen – alt dette omfatter feltet og dets modifikasjoner.

amānitvam adambhitvam ahinsā kṣhāntir
āryavam
āchāryopāsanaṁ śhauchaṁ sthairyam
ātma-vinigrahaḥ
indriyārtheṣhu vairāgyam anahankāra
eva cha
janma-mṛityu-jarā-vyādhi-duḥkha-
doṣhānudarśhanam
asaktir anabhiṣhvaṅgaḥ putra-dāra-
gṛihādiṣhu
nityaṁ cha sama-chittatvam
iṣhṭāniṣhṭopapattiṣhu
mayi chānanya-yogena bhaktir
avyabhichāriṇī
vivikta-deśha-sevitvam aratir jana-
sansadi
adhyātma-jñāna-nityatvaṁ tattva-
jñānārtha-darśhanam
etaj jñānam iti proktam ajñānaṁ yad ato
'nyathā

Ydmykhet; frihet fra hykleri; ikke-vold; tilgivelse; enkelhet; tjeneste av Guru; renslighet av kropp og sinn; standhaftighet; og selvkontroll; lidenskap for sansenes objekter; fravær av egoisme; huske på ondskapen fødsel, sykdom, alderdom og død; ikke-vedlegg; fravær av klamring til ektefelle, barn, hjem og så videre; likesinnet blant ønskede og uønskede hendelser i livet; konstant og eksklusiv hengivenhet til Meg; en tilbøyelighet til ensomme steder og en aversjon for det verdslige samfunnet; konstanthet i åndelig kunnskap; og filosofisk jakt på den absolutte sannhet – alt dette erklærer jeg å være kunnskap, og det som er i motsetning til det, kaller jeg uvitenhet.

sarva-dvāreṣhu dehe 'smin prakāśha upajāyate

jñānaṁ yadā tadā vidyād vivṛddhaṁ sattvam ity uta

lobhaḥ pravṛttir ārambhaḥ karmaṇām aśhamaḥ spṛhā

rajasy etāni jāyante vivṛddhe bharatarṣhabha

aprakāśho 'pravṛttiśh cha pramādo moha eva cha

tamasy etāni jāyante vivṛddhe kuru-nandana

Når alle kroppens porter er opplyst av kunnskap, vit at det er en manifestasjon av godhetens modus. Når lidenskapen dominerer, O Arjun, utvikles symptomene på grådighet, anstrengelse for verdslig vinning, rastløshet og trang. O Arjun, uvitenhet, treghet, uaktsomhet og vrangforestillinger – dette er de dominerende tegnene på uvitenhet.

sattvāt sañjāyate jñānaṁ rajaso lobha eva
cha
pramāda-mohau tamaso bhavato 'jñānam
eva cha

Fra godhetens modus oppstår kunnskap, fra lidenskapens modus oppstår grådighet, og fra modusen uvitenhet oppstår uaktsomhet og villfarelse.

Essensen av Bhagavad Gita slik jeg forsto og assimilerte.

Vi er ikke kroppen. Vi er sjel. Kroppen er som en klut. Måten vi fortsetter å skifte klær på, på samme måte som vi, sjelen, fortsetter å endre kroppen. Akkurat som vi ikke er knyttet til klær, skal vi på samme måte ikke være knyttet til kroppen. Denne tilknytningen er årsaken til sorger. Det er ingen sjeledød, så hva skal vi være redde for? Vi vil fortsatt være der i morgen. Var der selv før denne skapelsen, vil være der selv etter slutten av denne verden. Så fjern frykt fra sinnet ditt. Sjelen er en del av Gud. Dette er hva Herren selv sier i kapittel 10.

riktig måte å handle på
Vi har rett til å gjøre arbeidet, men frukten av handlingen er ikke i våre hender, det er i Guds hender. Det er derfor vi bør fortsette å jobbe uten å tenke på at vi vil lykkes eller mislykkes. Vi vil vinne eller tape. Vil vi dø eller leve? Karma bør gjøres i henhold til pliktene. Karma bør aldri gjøres for å oppfylle ens ønsker. Personen som jobber for oppfyllelsen av sine ønsker er alltid ulykkelig. Fordi lyst er en byrde. Nye ønsker blir alltid født i oss. Etter oppfyllelsen av ett ønske, blir et annet ønske født. Så hvor mange ønsker vil du oppfylle? Det er ingen ende på begjær. Derfor bør livet leves med plikt og ikke for å oppfylle ens ønsker.

I alle omstendigheter har vi en selvrettferdighet. Og swadharmaen til oss alle er forskjellig under forskjellige omstendigheter. Derfor bør vi ikke gjøre noe arbeid som er sett av noen. Arbeid skal utføres etter egen religion. I noen tilfeller kan det være Swadharma for meg å ta noens liv. Og å gi liv for noen under alle omstendigheter kan også være Swadharma for meg. Du må bestemme deg for hva som er din Swadharma under visse omstendigheter.

Gjør karma ved å heve seg over profitt og tap.

Ved å tenke på et emne igjen og igjen, blir vi knyttet til det emnet. Her kan subjektet være en person så vel som et objekt. Ved å meditere på noe igjen og igjen, vil det oppstå ønske om å oppnå det emnet. Hvis den tingen ikke mottas, vil sinne oppstå. Og minnet vårt blir forvirret med sinne. Og hvis minne er forvirret, blir intellektet til den personen ødelagt, fordi intellektet kun hviler på minnene. Hvis jeg sletter alle minnene fra tankene dine, vil du se gal ut.

To ting skjer ved å tenke på fagene, enten vil emnet bli oppnådd eller det vil ikke bli oppnådd. Beskrivelsen av hva som vil skje dersom den ikke mottas er gitt ovenfor. Nå hvis jeg får det, vil jeg beskrive hva som vil skje. Hvis gjenstanden er vunnet, er det en frykt for å miste den. Problemene kommer ikke til å ta slutt. Det er problemer med å motta og ikke i å motta. Vi fortsetter å tenke at hvis vi får noe så fruktbart, så kommer lykken. Men selv etter oppnåelse er lykke øyeblikkelig. Egentlig er ikke lykke i fagene, vi leter etter feil verden, lykke er i deg. Hvis du ikke tror, så gjør meditasjon og se, melken av melk vil bli vann av vann. Jeg har opplevd det selv, du bør også prøve det. Derfor vil kontemplasjon over emner alltid føre til sorger.

Sinne oppstår fra ønsker, så ikke behold ønsker. sier jeg igjen og igjen. Lev livet ikke for å oppfylle ønsker, men for å oppfylle plikter. Ønske er vår fiende, det er vår fiende. Jo før du dreper denne fienden, jo bedre.

Du kan være perfekt innenfra, nå og akkurat i dette øyeblikket. Men det kan aldri bli perfekt utenfra. Så vær alltid fornøyd. For i livet kan du ikke være fornøyd selv ved å oppnå alt utenfra. Så lær å være fornøyd i dag og nå.

Hele denne verden er en posisjon i Gud. Gud har tatt over verden. Du må ha funnet denne tingen merkelig, at hvordan kan Gud holde en så stor skapelse. Jeg vil gjerne gi et eksempel, denne kroppen er besatt av oss, dvs. en subtil sjel. Det som ikke engang er synlig er så subtilt. Så lenge det er en sjel i kroppen, fortsetter en så stor kropp å bevege seg, men så snart den subtile sjelen forlater kroppen, faller kroppen ned med et smell på samme måte. På samme måte som en subtil sjel holder en så stor kropp, opprettholder Herren på samme måte hele skapelsen.

Vær trofast og ha tro på Gud. Hils dem alltid. Husk dem alltid. Vær alltid takknemlig for ham. Takk Gud for alt. Sett tankene dine i dem.

Siste par ord

Kjære lesere,

Jeg jobber med dette feltet de siste to årene. I løpet av de siste to årene, ved å følge instruksjonene gitt av meg, har tusenvis av mennesker kurert sine mange sykdommer ved å koble seg til naturen og adoptere naturen. Derfor er denne erfaringen ikke bare min, men erfaringen til tusenvis av andre mennesker har også blitt lagt til den. Jeg ville aldri ha vært i stand til å skrive denne boken i mitt liv, og hvis jeg har vært i stand til å skrive den, har jeg vært i stand til å skrive den på grunn av disse tusenvis av mennesker, fordi disse menneskene er lagerhuset for min selvtillit. Jeg var en person som snakket mindre til folk. Hadde kontakt med få mennesker. Det var umulig for meg å snakke på en plattform et sted. Men i dag er jeg en annen person. Alt dette av kunnskap i seg selv, når kunnskap flyter i en person, blir han en helt annen kraft.

Til slutt vil jeg si til dere alle at dere også bør koble dere til naturen og adoptere naturlig mat hvis dere ønsker å holde dere fri fra sykdommer hele livet. Hvem kan fortelle om helsen din bedre enn deg? Vi forstår den høyeste verdien av helse når vi er syke. Hvorfor forstår vi ikke tidligere, først har vi fått dette helt fri fra Gud. Og vi har sagt at vi setter pris på tingene som mottas gratis. Så når du får den igjen, vil du også vite verdien. Og når verdien er kjent, vil bare ren naturlig mat og positive tanker bli lagt i denne kroppen. Og da vil du bli fullt kunnskapsrik om denne kroppen, hva som er nyttig og hva som er skadelig for denne kroppen. Kunnskapen jeg snakker om her er den om mat og tanker som er gunstig for kroppen, og ikke at kroppen trenger inn i kroppen. Du kan aldri gjøre det selv om det tar århundrer. Alle ting skapt av Gud tilhører kunnskap og naturen er også skapt av Gud. Det er derfor naturen vet mer om kroppen vår enn oss. Derfor er maten tilberedt av naturen helt riktig for kroppen vår, og maten vi lager er ikke egnet for kroppen vår. Derfor, når folk spiser fullstendig naturlig mat, blir sykdommene deres helbredet, den eneste forskjellen er at naturen har fullstendig kunnskap, og vi har halvparten ufullstendig.

Jeg var i stand til å skrive denne boken bare og bare fordi jeg har levd livet i helvete i to år, så jeg vet verdien av denne kunnskapen. Jeg har skrevet denne boken selv etter å ha våknet klokken to om natten, fordi jeg ikke fikk tid på dagtid. Hvorfor sto jeg opp om natten og skrev, fordi jeg vet prisen på denne verdifulle kunnskapen. Jeg vet dette, hadde jeg hatt denne kunnskapen før jeg ble syk, hadde jeg ikke levd i helvete på to år.

Kjære lesere,

Hvis det er en selvmotsigelse i to av mine ting, så kan det bare være to ting, enten er jeg ikke i stand til å forklare med ord, eller så er du ikke i stand til å forstå. Vi kan ikke uttrykke alt med ord. Anta for eksempel at du aldri har spist papaya, hvordan kan jeg forklare deg søtheten til papaya. Vi kaller hver søthet som søt. Men sannheten er ikke dette. Er sødmen til gulab jamun lik søtheten til papaya? Men vi sier at papaya er søtt, men Gulab Jamun kalles også søtt. Jeg prøver bare å forklare at alt ikke kan uttrykkes med ord, noen ting forstås bare ved å oppleve. Denne fullstendige kunnskapen er full av sannhet, så vær fri fra tvil og assimiler denne kunnskapen.

Takk skal du ha,

Yogacharya Shri Anmol Yadav

KjæreVenner
Hvis det er noen feil i oversettelsen av denne boken, vennligst tilgi meg, jeg prøver bare å formidle kunnskapen om denne sanne og rene opplevelsen til deg på dette språket. Jeg vet verdien av denne kunnskapen. For på grunn av mangel på denne kunnskapen har jeg slitt i 2 år.

Jeg oppgir alltid kontaktinformasjonen min fordi jeg er sosialarbeider. Hvis du ikke kan nå meg, er sosialtjenesten min forgjeves.
Mobil og whatsapp- (India) +91-9115112763, +91-8054499284

Lenker til sosiale medier
Youtube - Yogacharya Shri Anmol Yadav

Facebook - Yogacharya Shri Anmol Yadav
Amazon Alle bøker -
www.amazon.com/author/anmolyadav

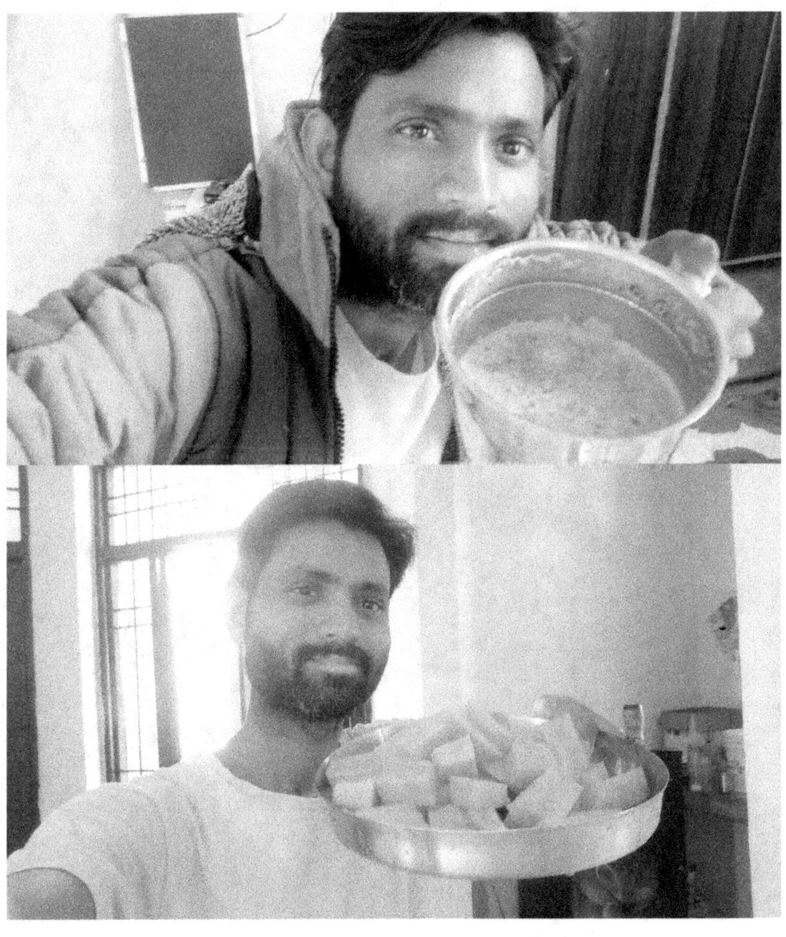

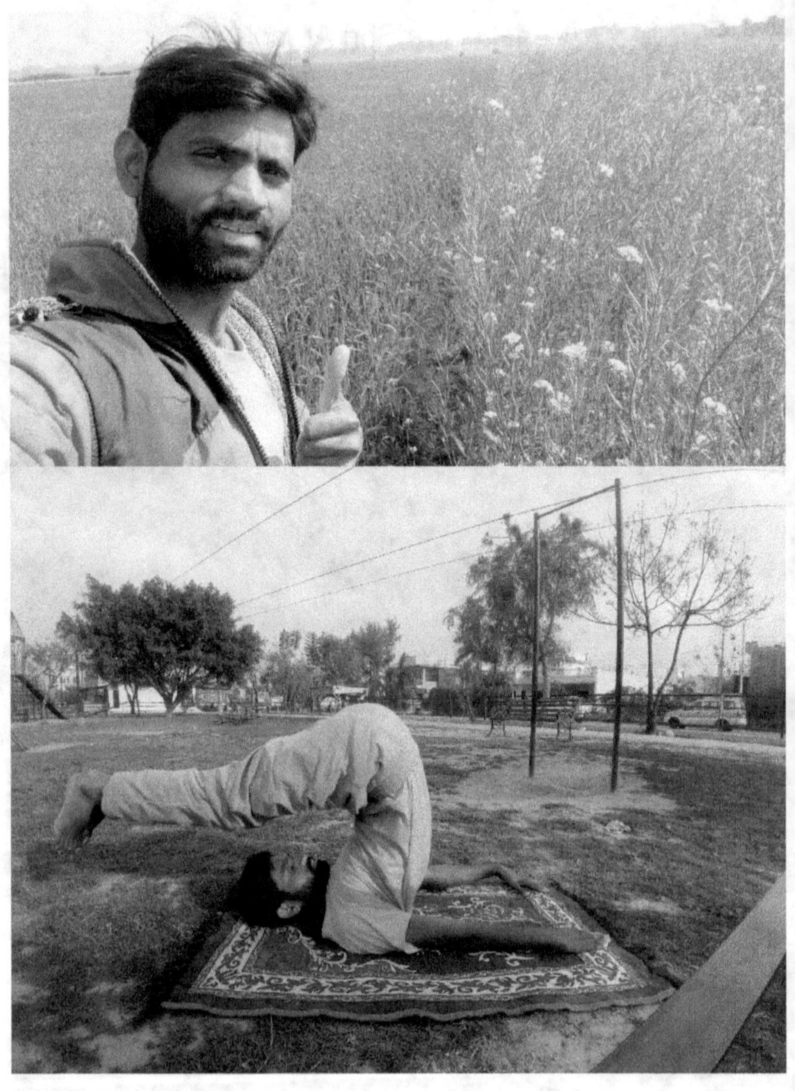

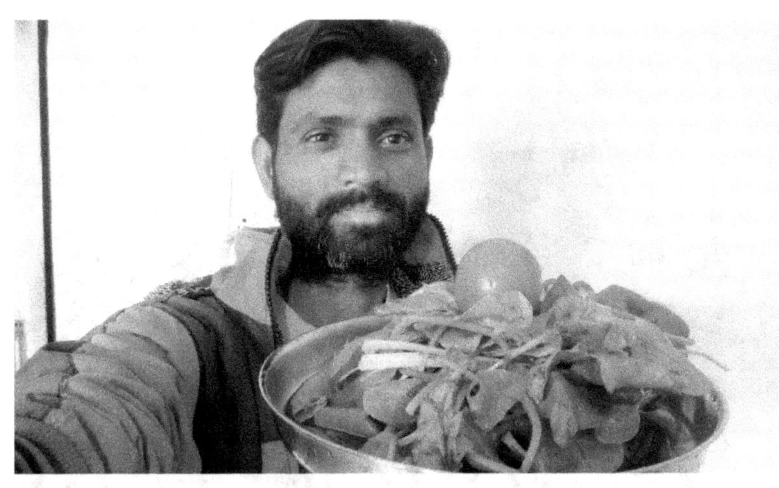

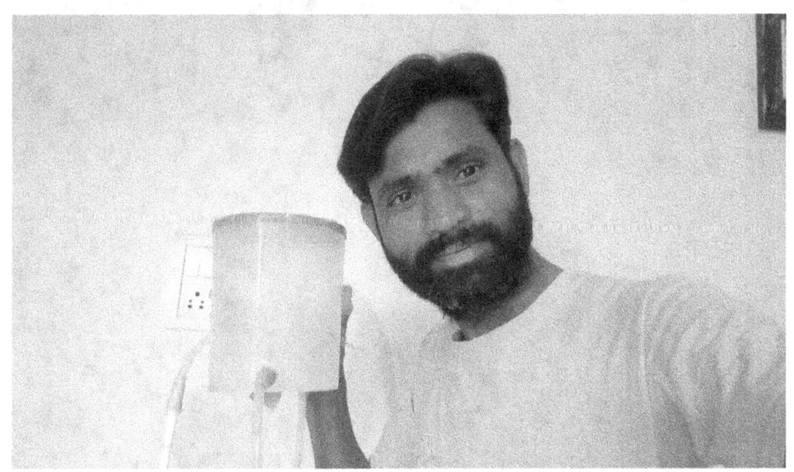

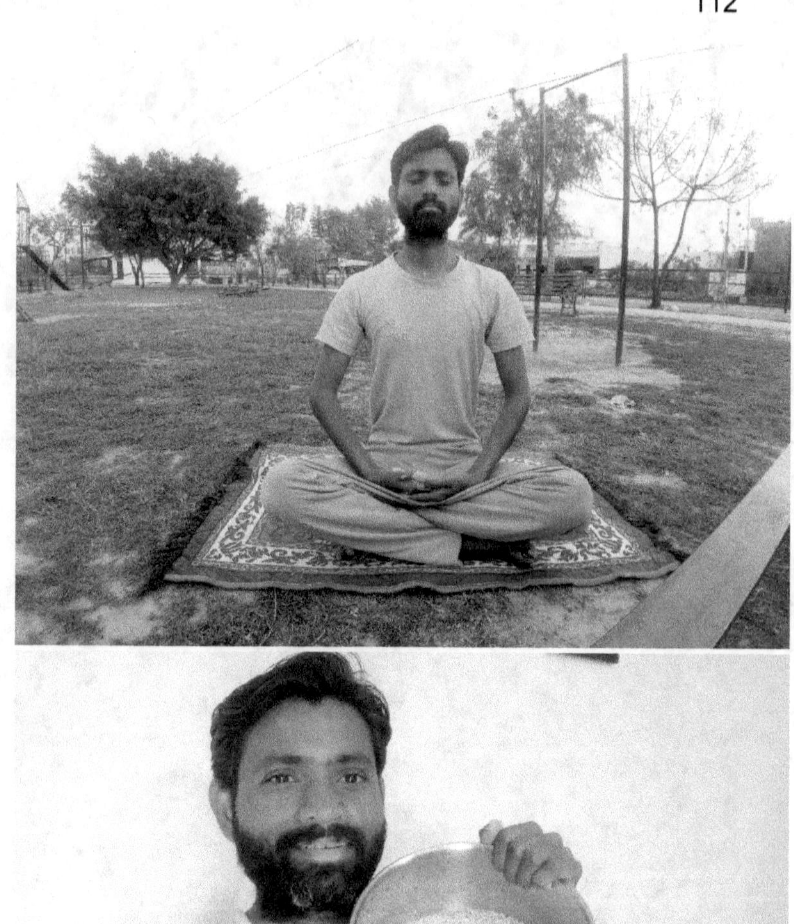

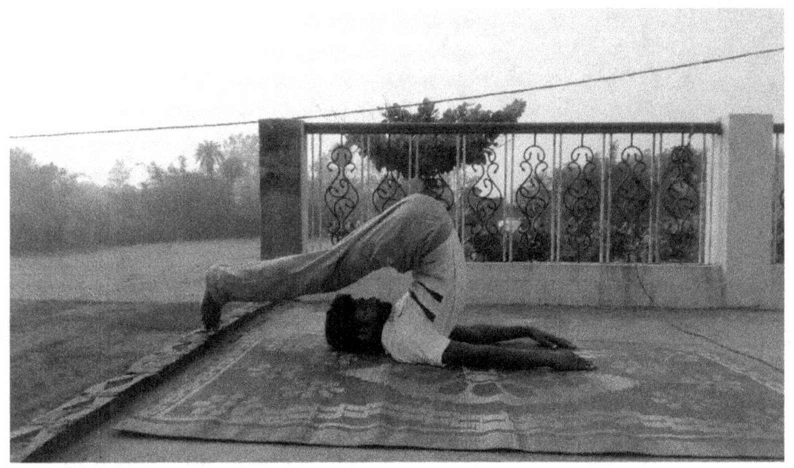